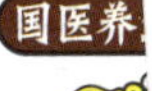

养肾就是养命

（精华版）

李宝珍◎编著

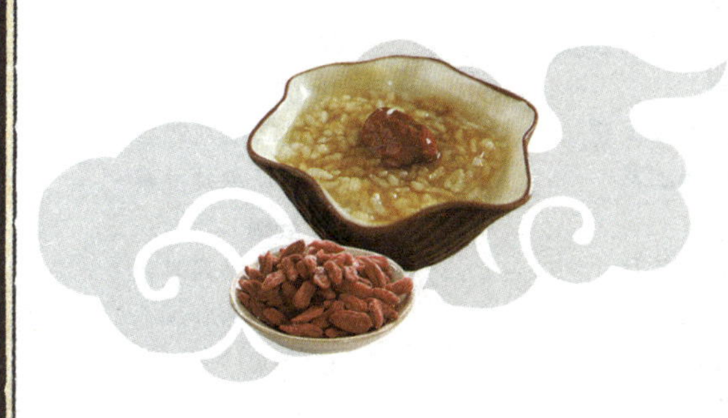

山西出版传媒集团
山西科学技术出版社

目录contents

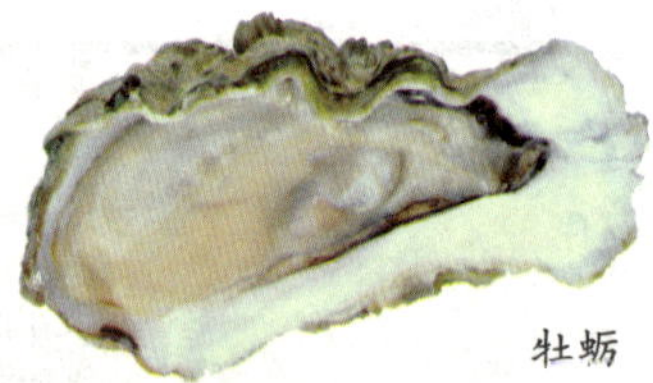

牡蛎

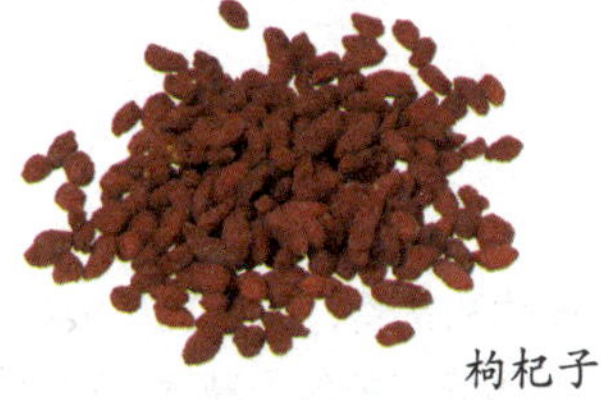
枸杞子

特别提示：在使用书中介绍的方法之前，必须到医院进行诊断，并在医生指导下使用。

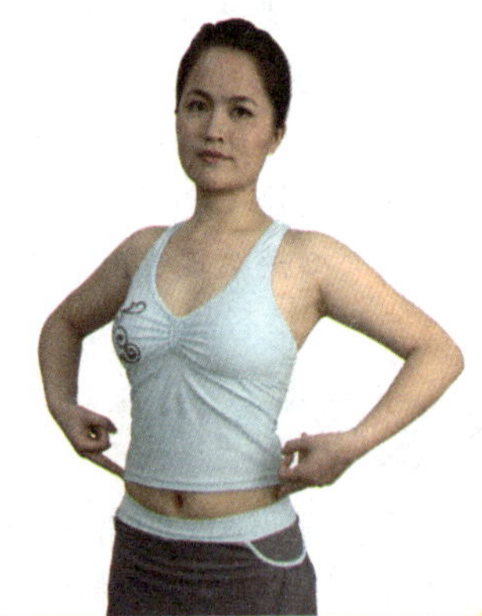

不可不知的养肾知识

认识我们的肾脏

人体有两个肾脏，分别位于腰背部脊柱的两侧，大小与拳头相仿，每个重为125～150克。肾脏对维持生命和身体健康起着关键作用。肾脏是由许多细小的“滤过器”组成，我们称这些“滤过器”为肾小球和肾小管。来自心脏的血液通过肾动脉流入肾脏，当血液经肾动脉到达肾小球后，整个滤过过程就在肾脏进行。

肾脏的功能

肾脏是一个非常重要的代谢器官，可以生成尿液，当人体内水分过多或过少时，肾脏可以对尿量进行调节，维持体内水的平衡；肾脏能排除人体的代谢产物和有害物质，如尿素、尿酸、肌酐等含氧物质，从而维持正常的生理活动；肾脏还能通过尿液将代谢过程中产生的酸性物质排出体外，并同时吸收碳酸氢盐，从而维持酸碱平衡；肾脏还有一个非常重要的功能就是合成一些对人体有益的物质，以调节生理功能。

常见的肾脏病

正常情况下，肾脏能排泄大量的废物和毒物，同时又可很好地保留有益成分。但当肾脏有疾病时，排泄毒素的能力减弱，积聚

于血液的毒素就会增多，使血肌酐和尿酸等升高，从而导致各种疾病的发生。

肾脏病是指肾小球、肾小管、肾间质及肾血管的疾病，其中常见的有急性肾炎、慢性肾炎、急进性肾炎、隐匿性肾炎、肾病综合征及尿路感染等。严重者可出现慢性肾衰竭。

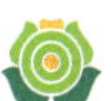

解密肾脏与其他脏腑的关系

五脏一体观

人体外在的形体官窍分别归属于以五脏为中心的五个生理系统，而五个生理系统之间又有着协调统一的关系。所以这些外在形体官窍的功能，既与其内在相应的脏腑关系密切，又与其他脏腑的功能相互呼应。可见，人体外在的形体官窍与内在脏腑的功能实际上是整体功能的一个组成部分，体现了人体内外的整体统一性，这就是五脏一体观。

肾脏与其他脏腑的关系

由五脏一体观可知，人体正常的生命活动要靠各脏腑功能的正常发挥，还要依靠脏腑间相辅相成的协同作用和相反相成的制约作用，才能维持协调和平衡。

人体是一个以心为主导，各脏腑之间密切协作的有机整体。生命活动正常与否，与五脏之间的功能是否协调密切相关。心神是机体生命活动的主宰，能控制和调节全身脏腑经络、形体官窍的功能。如心气推动和调控心脏的搏动以行血，肝气疏泄以调畅气机、舒畅情志，肺气宣降以行呼吸和水液，脾气运化水谷和统摄血液，肾气主生殖，司水液代谢和纳气等功能，均有赖于心神的统一主导。

因此，中医诊病时，常通过观察形体官窍来了解内脏功能的生理病理变化。如肾是脏，膀胱是腑，肾与膀胱有表与里的关系。肾气虚就会影响膀胱的排尿功能，从而出现尿频、尿失禁，或小便不利而水肿等症状。

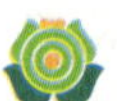

自测肾脏健康状况

肾脏病的常见症状

人体若出现如下症状时应特别注意，及早到医院检查，以确定是否患有肾脏病。

❶ 全身或身体局部水肿，尤其是眼部、脚踝及腰部周围水肿。

❷ 腰背部（肾脏所在部位）疼痛。

❸ 排尿时有烧灼感。

❹ 排尿次数增多。

❺ 血尿、泡沫尿，且久置不散，或咖啡色尿。

❻ 心慌、心跳、气促。

❼ 厌食、恶心、呕吐。

❽ 头痛、头晕、面色苍白。

❾ 疲倦、乏力、虚弱。

❿ 常有出血现象，如刷牙出血、流鼻血、皮下青紫或月经过多。

⓫ 月经紊乱或闭经。

⓬ 肾脏大小改变或左右肾脏大小相差 10 毫米以上，血中尿素氮和肌酐升高等。

此外，高血压、糖尿病、痛风患者是慢性肾脏病的高危人群，应定期检查肾脏是否健康。

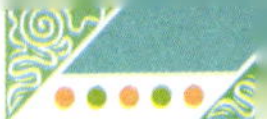

简便公式自算肾脏是否健康

血中尿素氮和肌酐在正常范围之内，不一定表明肾功能正常，只有当肾功能下降至正常人的30%以下时，血中尿素氮和肌酐才会超出正常范围。血中尿素氮和肌酐在正常范围时，可通过公式来自算肾脏是否健康。

(140－年龄)×体重（公斤）÷(0.82×血肌酐)(女性再乘以0.85)

若计算值大于90，表明肾脏功能正常；大于60小于90，表明肾脏功能下降，为慢性肾脏病二期；小于60大于30，为慢性肾脏病三期；小于30大于15，为慢性肾脏病四期；小于15为慢性肾脏病五期，又称终末期肾脏病，需要准备肾脏透析或移植。

肾脏病简易自测法

要注意最近三个月内身体是否有下述症状，患有高血压、妊娠中毒症以及严重扁桃腺炎的病人尤应注意。

❶ 浑身无力，易疲倦。

❷ 脸、眼睑、腿、脚浮肿。

❸ 夜有蛋白尿。

❹ 尿中混血，像洗肉水。

❺ 尿量多、次数多，或者尿量少、次数少。

❻ 腰酸、钝痛。

❼ 多伴有头痛。

如果有一项符合，也要检查一下肾脏是否健康，如发现异常，要定期到医院诊查。如果有两项符合，必须求医问诊，尽早检查，看是否为肾脏病。

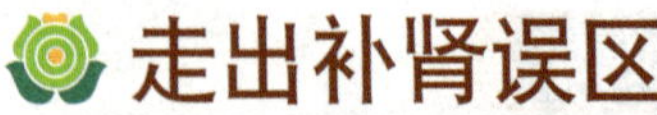

走出补肾误区

误区一　补肾就是壮阳

补肾和壮阳是两个完全不同的概念。我们通常所说的补肾是“补肾虚”的意思，补肾虚的方法有很多种，大体分为温补法、清补法、平补法、峻补法和缓补法。壮阳，是中医名词，指温壮肾阳的一种治疗方法，在温补法之内，可见壮阳只是补肾的一种方法。

误区二　肾亏就要补肾，不必分阴虚或阳虚

肾虚分为“肾阴虚”和“肾阳虚”，其表现的症状并不相同，要补肾，先要弄清个人的体质和病症，对症下药才能药到病除，否则会适得其反。

肾阳虚主要表现为腰膝酸冷、头晕，面色苍白或发黑，精神疲倦，浑身乏力；男性阳痿早泄，女性不孕；大便不成形或尿频、夜尿多；舌淡苔白。

肾阴虚则表现为面色发红，腰膝酸软而痛，眩晕耳鸣；男子遗精、早泄；女子经少或闭经；失眠健忘，口咽干燥，烦躁，容易出汗，形体消瘦，小便黄少，舌红少苔或无苔。

误区三　性功能减弱就是肾虚

首先，中医上所说的肾虚是一个广义的概念，不仅表现在性功能方面，还表现为机体一系列的变化，比如记忆力减退、生理功能低下、容易骨折、贫血、憋不住尿、腰腿酸软等。

误区四　只有男人才会肾虚，女性不需要补肾

补肾不是男性的专利，“男怕伤肝、女怕伤肾”，这句俗语早

在千年前就已经揭示出女性补肾的重要性。处于经期和产后的妇女，时常会感到腰膝酸痛，这大多是气血两虚造成的。中年女性身体的各项功能正逐渐衰弱，面对的生活压力却越来越大，出现皱纹、色斑、眼袋、白发、乳房下垂、月经紊乱、心烦气躁等，都是肾功能衰退的表征，所以女性也要及时补肾。

误区五　吃补肾药就能补肾

六味地黄丸、金匮肾气丸都是我们所熟知的补肾良药，但并非只有吃药才能补肾，如果日常营养跟不上，一味用药补，反而会增加肾脏负担。日常的运动保健也可起到养肾护肾的保健功效。如经常活动腰部，可使腰部气血得以循环畅通，使肾气得到不断充养。

误区六　肾是人体的一个器官，肾虚是器官的病变

很多人认为肾虚是处于腰部位的肾脏器官“虚”了，需要对肾脏进行调补，实际上这种认识是相对肤浅的。中医所说的肾，不仅仅是指肾脏，还包括内分泌、免疫、泌尿、生殖、呼吸、神经、血液、运动等系统在内的一个整体的概念。如果某一个部位出现问题，就会导致整体功能都下降，从而使整个机体处于失衡状态。

误区七　补肾越快见效越好

一些肾虚的人在听取广告商快速补肾的药物或壮阳药时，便会心动购买，这种补肾一味求快的心理对肾脏不但无益，反而极为有害，因为导致肾虚的原因主要是由人体生殖、泌尿、骨髓等组织器官功能衰退，不能维持人体的正常生理功能而表现出的病症。由于这些器官正处在萎缩或退化的过程中，大部分需要通过药物或者食补来阻止其萎缩或退化，并使其康复，重新发挥作用。因此，补肾是一个长久的过程。

健康养肾食疗方案

补养肾脏的饮食原则

肾脏是人体重要的排泄器官，膳食中的代谢废物需经过肾脏从尿液中排出，如果肾脏功能受损则废物会在体内蓄积，从而导致一系列不良反应。可见饮食对肾脏有着重要的影响，肾脏病人的合理饮食对疾病的康复也起着至关重要的作用。那么如何才能通过饮食保护好肾脏呢？需要从以下几个方面着手。

合理膳食，以膳为药

日常生活中，我们常吃的许多食材都具有天然的补肾功效，如猪腰能填精补肾，韭菜能壮阳固精，板栗能健脾养胃、补肾强骨等。我们应根据食物的补肾功效，科学地纳入日常饮食，再适当配以中国传统的养生药材，如枸杞子、鹿茸、附子等来烹制菜肴，即可使食补与药补有效结合，取得很好的养肾功效。

养成良好的饮食习惯

养肾护肾必须从建立良好的饮食习惯开始，日常饮食中可多吃鸡蛋、牛奶、瘦肉、新鲜蔬菜等益肾食物。肾虚或患有慢性肾炎者要避免吃“发物”，如狗肉、虾、螃蟹等；不要饮酒，饮酒会影响机体的氮平衡，增加蛋白质的分解，增加血液中的尿素氮含量，从而增加肾脏负担，不利于保护肾脏。

保证充足的热量

对于肾脏病人来说，应避免体重快速减轻，饮食要以维持理想体重为原则，同时要保证充足的热量。维持理想体重所摄入的热量，以每天每公斤体重 30 ~ 45 卡为宜。如果糖分等摄入不足，肾病患者就需要通过分解蛋白质来获取能量，会引起身体组织蛋白质的分解，增加含氮废物的产生。因此，肾病饮食可选取热量高且蛋白质极低的食物补充热量，如白糖、冰糖、蜂蜜、姜糖、水果糖、巧克力、大豆油、花生油、玉米粉、太白粉、冬粉、凉粉、粉皮、西米、粉圆等。糖尿病并发肾脏病患者则应按控制糖尿病的要求，注意控制热量的摄取。

避免过咸食物

若进食含钠盐过多的食物，易使水钠潴留在人体内，诱发水肿。因此，肾脏病人平时应少吃咸菜、泡菜及腌菜等过咸食物，严格控制盐的摄取，每日进盐 2 ~ 3 克为低盐饮食。但也不能过度忌盐，长期坚持无盐饮食易出现乏力、头晕等现象，可导致严重的低钠血症等电解质紊乱症，严重者可危及生命。肾衰竭及重度高血压肾脏病患者宜采取无盐饮食。

控制入水量

急性肾炎、急性肾衰竭少尿期以及肾病综合征、慢性肾衰竭伴少尿浮肿患者，应控制入水量。因为如果水排不出去，潴留在人体内会引起水肿，加重高血压。此时，入水量以尿量加500毫升为宜。尿量增多后入水量可增加。而尿量正常的患者入水量不限。此外，泌尿系感染患者，如急性肾盂肾炎、尿道炎、膀胱炎等，则应多饮水、多排尿，有利于疾病的康复。

适当多吃黑色食物

传统中医学认为，黑色入肾，因为黑色食物中含有丰富的微量元素和维生素，能够滋养、呵护肾脏。常见的黑色食物及其养肾功效如下表：

黑色食物	养肾功效
黑米	有开胃益中、滑涩补精、健脾暖肝、舒筋活血等功效
黑豆	味甘性平，不仅形状像肾，还有补肾强身、活血利水、解毒、润肤的功效，特别适合肾虚患者
黑枣	性温味甘，有补中益气、补肾养胃补血的功能，并有“营养仓库”之称
核桃仁	有补肾固精、利尿消石、润肠通便、温肺定喘的作用，常用于肾虚腰痛、尿路结石等症
黑芝麻	性平味甘，有补肝肾、润五脏的作用，对因肝肾精血不足引起的眩晕、白发、脱发、腰膝酸软、肠燥便秘等食疗保健效果较佳

如果将以上五种食物放在一起，共煮成粥，则补肾养肾效果更佳。

此外，李子、乌鸡、乌梅、紫菜、板栗、海参、香菇、海带、黑葡萄等不仅营养丰富，补肾效果也很不错。

控制蛋白质的摄入

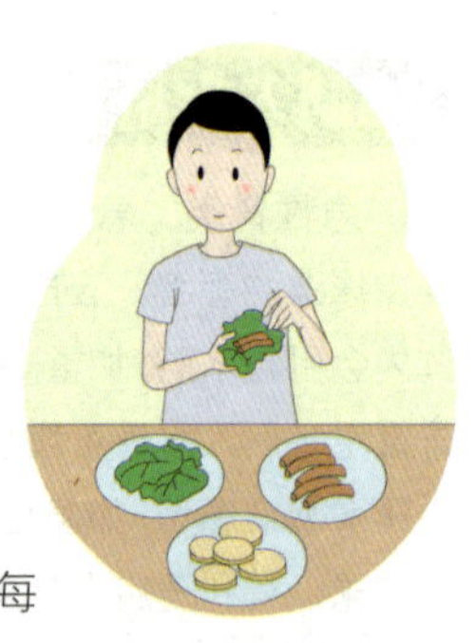

减少蛋白质的摄入，有利于减轻肾脏负担、保护肾脏。无明显症状的少量蛋白尿、血尿或各类肾脏病恢复期的患者，可适量减少蛋白质的摄取。对于肾功能不全的患者则应严格限制蛋白质。一般来说，依病情状况给予肾脏病患者每天每公斤理想体重0.6～0.8克的蛋白质。但应注意，在限制蛋白总量的前提下，须保证食物中50%以上的蛋白质属于优质蛋白质，如牛奶、鸡蛋、瘦肉、鸡肉、鸭肉、鱼、虾等。同时，尽量限制主食中的蛋白质，可采用麦淀粉代替部分普通面粉和大米。此外，紫癜性肾脏病患者可能对鱼、虾等优质蛋白食物有过敏史，故须慎用。

避免进食高钾食物

已经开始血液透析的肾脏病患者易并发高钾血症，高钾血症可导致心脏停搏。因此平时应减少或避免进食香蕉、橘子、蘑菇、鸡精、牛肉精、人参精、浓肉汤、咖啡、茶、运动饮料、杨桃、香蕉、橙子、枇杷、硬柿子、番石榴等高钾食物。宜选择适当的烹调方式去掉食物中的部分钾，如水果加糖水煮后弃水，食果肉，可减少1/2的钾；将蔬菜切碎放入水中煮熟，弃水食菜，可减少1/2～2/3的钾；超低温冷藏食品比新鲜食品钾含量少1/3。

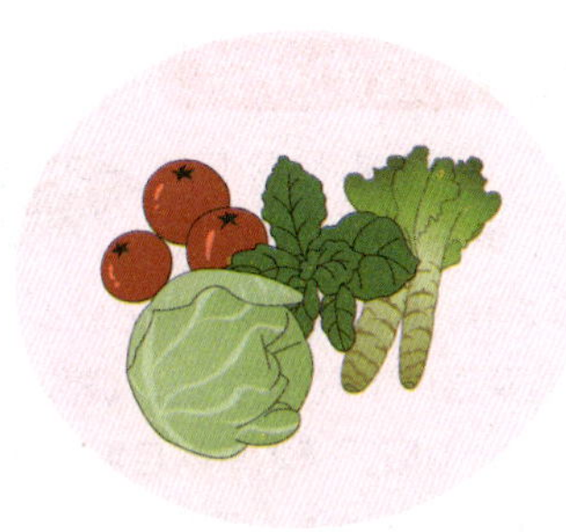

限制磷的摄取

对于肾功能不全患者来说，早期如果适当地限制饮食中磷的含量，控制在600～800毫克/每天，可延缓肾功能的衰退，有利于肾病症状的缓解。含磷高的食物如红小豆、豆类、糙米、干莲子、脱脂花生、黑芝麻、豆皮、瓜子、蛋黄、河蟹、鲍鱼、紫菜、银鱼、酵母粉、奶制品、巧克力、可可、汽水、鸡肝、猪肝、猪腰等。

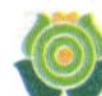

养肾明星食材推荐

韭菜 JiuCai

韭菜可以把消化道中不能消化的异物，如沙砾、头发等包裹起来,故有“洗肠草”之称;因其助阳固精作用突出,又有“起阳草”之称。另外，韭菜还被称为“春菜第一美食”。

对肾脏的补益

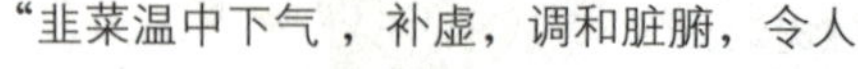

韭菜又叫起阳草、懒人菜、长生韭、扁菜等。《本草拾遗》中记载:“韭菜温中下气，补虚，调和脏腑，令人能食，益阳。”《本草纲目》记载：韭菜补肝及命门，治小便频数、遗尿等。韭菜温补肝肾，助阳固精作用突出。韭菜为激性剂，有固精、助阳、补肾、治带、暖腰膝等作用，适用于阳痿、遗精、多尿等疾患。

贴心叮咛

❶ 韭菜中含有较多的硝酸盐，炒熟后存放时间太久，硝酸盐可转化为亚硝酸盐，有致癌作用，食后有不适感，故有“韭菜隔夜不可食”的说法。

❷ 春季食用韭菜有益于肝肾保养。初春时节韭菜品质最佳，晚秋的次之，夏季的韭菜味道和保健作用最差，有“春食则香，夏食则臭”之说。

❸ 韭菜配伍核桃仁，用于阳虚畏寒、腰膝冷痛、遗精者。

❹ 韭菜不宜与白酒同食，也不宜与蜂蜜、牛肉同食。

专家推荐对症食疗方

清炒韭菜

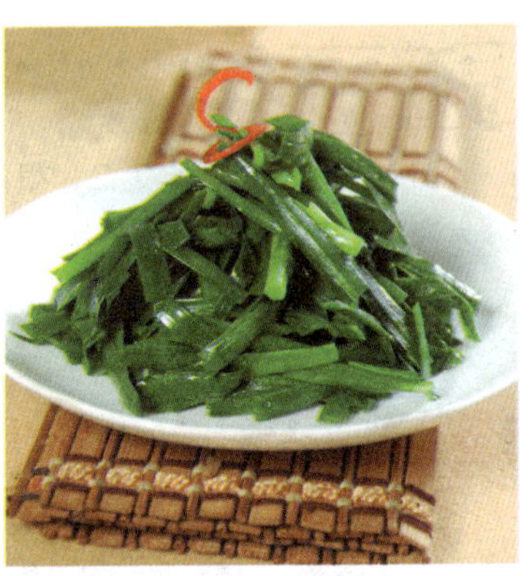

材料：韭菜500克。

调料：植物油、盐、味精各适量。

做法：

1. 韭菜择洗干净，切成段备用。
2. 锅中植物油烧至五成热时，倒入韭菜段，迅速煸炒至韭菜变色断生，加盐、味精调味即可。

功效解析 韭菜又名起阳草，其补肾助阳、固精的功效非常显著，常食可改善肾脏亏虚。以初春的韭菜最佳。

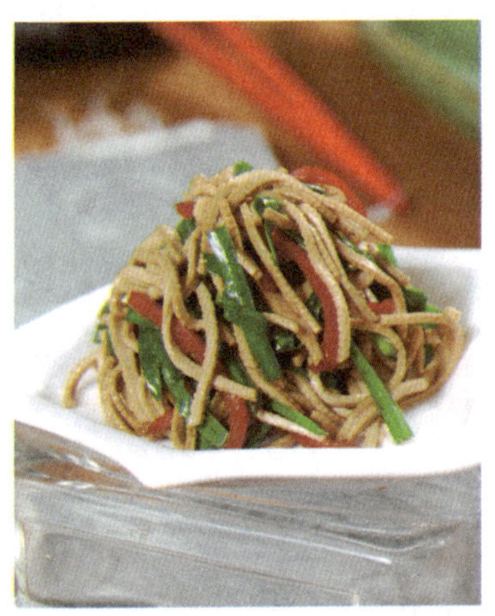

韭菜豆腐丝

材料：豆腐皮丝、韭菜各200克，红椒丝10克。

调料：盐、味精、酱油、植物油、香油各适量。

做法：

1. 韭菜洗净，切成寸段；豆腐皮丝焯水，捞出沥水备用。
2. 锅置火上，倒入植物油烧至五成热，下入红椒丝、韭菜段、豆腐皮丝，煸炒至八成熟时加入盐、酱油翻炒均匀，加味精调味，淋入香油即可。

功效解析 此菜中除了具有很好的补肾壮阳作用的韭菜外，豆腐皮也有补肾壮阳、养阴益血的功效，为滋补强壮之品。本品适用于身体虚羸、阳痿遗精、小便频数等症。

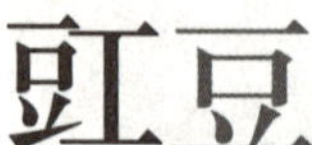

豇豆 JiangDou

豇豆是药、食两用之品，根据果荚长短、质地可分为饭豇豆和长豇豆两种。其中，长豇豆为菜用种，嫩荚、老荚皆可食用。李时珍称："此豆可菜、可果、可谷，备用最好，乃豆中之上品。"

对肾脏的补益

豇豆性平，味甘，具有健脾补肾的作用，凡肾虚遗精、小便频数者均宜食用。李时珍在《本草纲目》中说："豇豆理中益气，补肾健胃，和五脏，生精髓。"现代《四川中药志》中亦载："豇豆滋阴补肾，健脾胃，治白带、白浊及肾虚遗精。"

贴心叮咛

❶ 豇豆与香菇配伍煮汤，用于脾虚泄泻者。

❷ 气滞腹胀、便秘者不宜多食。

❸ 长豇豆不宜烹调时间过长，以免造成营养损失。

❹ 一次不要吃太多，以免产气胀肚。

❺ 饭豇豆作为粮食，与粳米一起煮粥最适宜。

专家推荐对症食疗方

虾米豇豆

材料 豇豆250克，虾米50克，蒜末适量。

调料 香油、盐、味精各适量。

做法

1. 豇豆洗净，切段；虾米用沸水泡发备用。

2. 将豇豆段放入沸水中焯至豇豆无生味，捞出，盛于盘中。

3. 豇豆段中加入虾米、蒜末、香油、盐、味精搅拌均匀即可。

功效解析 豇豆性平，味甘，具有补肾和健脾的双重作用，虾米也是补钙壮骨的海产之一。二者同食，更有助于营养的吸收，对肾脏的补益效果更好。

姜汁豇豆

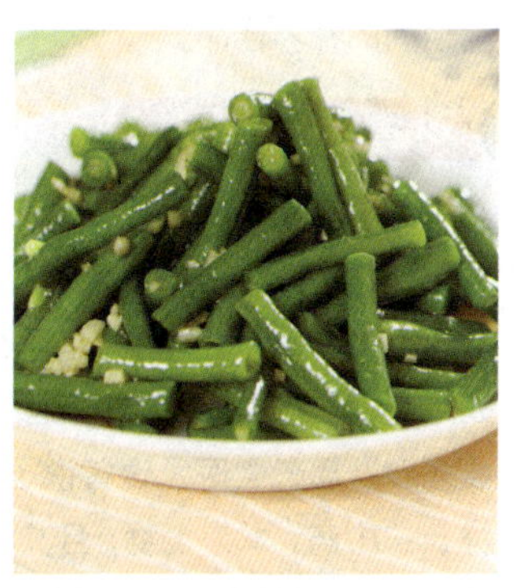

材料 豇豆500克，姜末适量。

调料 盐、醋、酱油、白糖、香油各适量。

做法

1. 豇豆洗净，去蒂，去筋，切段；姜末、盐、醋、酱油、白糖、香油放入碗内，调成味汁备用。

2. 锅置火上，倒入适量水煮沸，放入豇豆段焯熟，捞出，过凉后，倒入味汁，搅拌均匀即可。

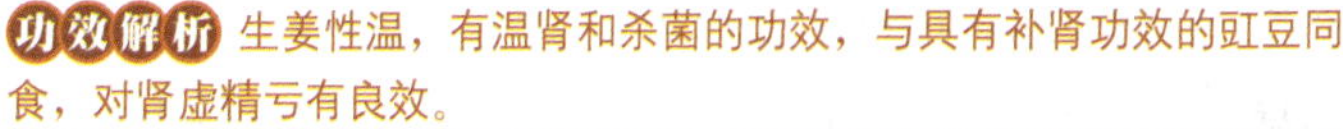

功效解析 生姜性温，有温肾和杀菌的功效，与具有补肾功效的豇豆同食，对肾虚精亏有良效。

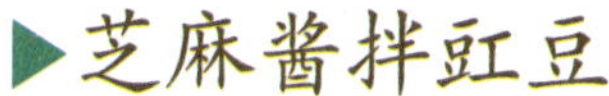

芝麻酱拌豇豆

材料 豇豆500克。

调料 香油、芝麻酱、盐各适量。

做法

1. 将豇豆择洗干净，用沸水焯透，捞出沥干水分，切成段，放入盆内。

2. 将芝麻酱用凉开水调匀，加入盐、香油拌匀，制成调料汁。

3. 将调料汁浇在豇豆上拌匀即可。

功效解析 芝麻历来被认为是延年益寿之品，可延缓肾功能的衰退，将芝麻酱与豇豆同食，既减少了芝麻中的油脂，又保留了延衰益寿的营养素，是不可多得的补肾佳品。

山药 ShanYao

山药自古以来就被视为物美价廉的补虚佳品，既可以作为主食，也可以作菜肴，还可以入药。山药富含多种氨基酸，是患者康复期间的补养佳品。

对肾脏的补益

山药性平，味甘，有健脾、补肺、固肾、益精之功，为中医“上品”之药，无论是阴虚火旺或是肾气不固而遗精早泄者，均宜常食多食。唐代食医孟诜曾说：“山药利丈夫，助阴力。”《本草求真》亦云：“山药，本为食物，且其性涩，能治遗精不禁。”《日华子本草》记载：“山药助五脏，主泄精健忘。”若能配合其他补肾固精食品，如芡实、莲子等一并服食，效力更佳。

贴心叮咛

❶ 好的山药外皮无损伤、粉性足、质坚实、断层雪白、黏液多、水分少、色泽洁白。

❷ 脾虚之人，山药配伍薏米、红枣同粳米或糯米煮粥食用。

❸ 肾虚之人，山药配伍芡实、莲子煨食。

❹ 体虚、病后羸弱、营养不良、长期腹泻、大便稀薄、神疲乏力或妇人白带清稀量多、遗精盗汗、夜尿频多者应适当多吃。

❺ 山药有收涩作用，大便干燥者不宜食用。

❻ 如果整支山药未切开，可存放在阴凉通风处。如果切开了，可以用湿布包裹，放入冰箱冷藏室保鲜，或者削皮后切块，分袋包装，放在冷冻室保鲜。

专家推荐对症食疗方

鸳鸯炸山药

材料 山药400克，鸡蛋1个，猪肉馅50克，洋葱2个，白芝麻、黑芝麻各适量。

调料 白糖、盐、面粉、植物油各适量。

做法

1. 将山药洗净，切成 4 厘米见方的块，上锅蒸熟，去皮，并趁热捣碎成泥，加入鸡蛋液搅拌均匀；洋葱洗净，切成末；面粉调成稍稀的面糊。
2. 锅置火上，倒油烧热，加入洋葱末炒一下，再加猪肉馅、盐煸炒至熟出锅。
3. 将山药泥一分为二，一份放入适量的盐与炒好的肉馅混合，做成丸子；另一份山药泥加入白糖搅拌，做成丸子；两种丸子分别裹上面糊，分别蘸上白芝麻、黑芝麻。
4. 锅内倒入植物油，置大火上烧热，分别下处理好的山药丸子，炸至金黄色，出锅即可。

功效解析 本品中山药、鸡蛋、猪肉、白芝麻、黑芝麻都是补肾益精食品，有温补肾阳、延缓衰老的作用。

拔丝山药

材料 山药500克。

调料 白糖、干淀粉、植物油各适量。

做法

1. 山药洗净，去皮，切成滚刀块，入沸水锅中焯烫，捞起，裹上干淀粉备用。
2. 锅中植物油烧至六成热，下入山药块炸至熟，成金黄色时捞出。
3. 锅内留底油，下入白糖炒至由大泡变成小泡，由浅黄变深黄，下入山药块翻炒至裹匀糖浆即可。

功效解析 《本草求真》中说“山药，本为食物，且其性涩，能治遗精不禁。”若能配合其他补肾固精食品，如芡实、莲子等一并服食，则补肾效力更佳。

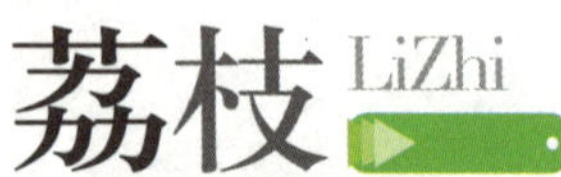

荔枝 LiZhi

荔枝原产于中国，是亚热带果树，素有岭南佳果之美誉。荔枝不但肉质脆嫩，呈半透明凝脂状，而且清甜可口。不仅如此，荔枝还含有多种人体必需的微量元素和维生素，具有很高的营养价值和医疗价值，因而深受人们的欢迎。

对肾脏的补益

荔枝味甘，性温，有补益气血、添精生髓、生津和胃等功效，可用于治疗病后津液不足及肾亏梦遗、脾虚泄泻、健忘失眠诸症。现代医学研究发现，荔枝有改善人的性功能，用于治疗遗精、阳痿、早泄、阴冷诸症，并可改善肾阳虚所致的腰膝酸痛、失眠健忘等症。

贴心叮咛

❶ 新鲜荔枝应该色泽鲜艳，个大均匀，皮薄肉厚，质嫩多汁，味甜，富有香气。挑选时可以先在手里轻捏，好荔枝的手感应该发紧而且有弹性。

❷ 荔枝性温，阴虚火旺、有上火症状者忌食。

❸ 由于荔枝属热性水果，多吃易患荔枝病，因此在吃荔枝的同时，可多喝盐水，或将荔枝与蜜枣一起煲水喝，以预防荔枝病的发生。如果出现荔枝病，轻者应立即冲服浓糖水一杯，重者应马上送医院救治。

❹ 糖尿病人慎用荔枝；阴虚火旺者不要吃，以免加重上火症状；阴虚所致的咽喉干疼、牙龈肿痛、鼻出血等症者忌用。

专家推荐对症食疗方

百合荔枝

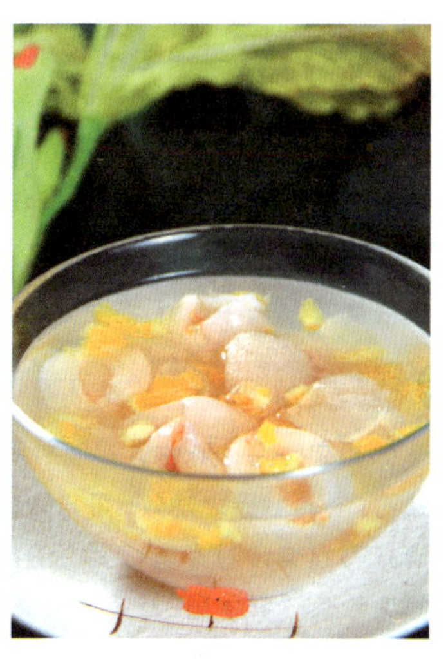

材料 鲜荔枝250克，鲜百合50克，鲜橙25克。

调料 冰糖适量。

做法

1. 荔枝去壳、核，洗净;鲜橙去皮，切粒;鲜百合掰成瓣，用沸水煮熟，捞出，冲凉。
2. 冰糖加水煮成冰糖水，凉凉；将荔枝、百合、鲜橙粒放入碗中，加入冰糖水调匀即可。

功效解析 百合性凉、味甘，与性热的荔枝一起食用，有很好的补益作用，还不易上火。另外，本品还有养颜、安神、润肺、止咳的功效。

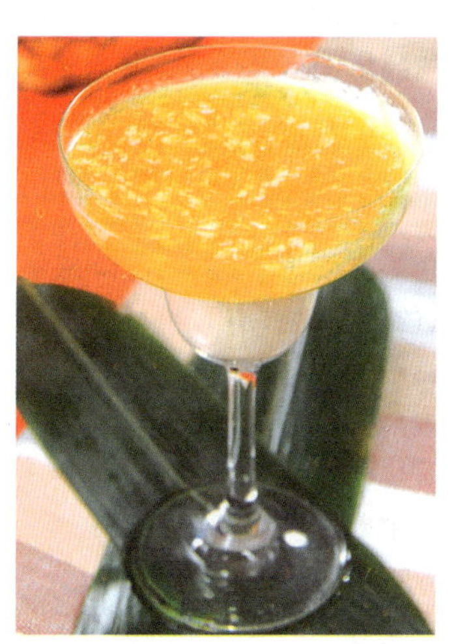

柠檬荔枝汁

材料 冰镇荔枝、柠檬各适量。

调料 牛奶适量。

做法

1. 柠檬去皮、子，取果肉榨成汁；荔枝洗净，去壳、核，榨成汁。
2. 将柠檬汁和荔枝汁按1：8的比例混合，加入牛奶调匀即可。

功效解析 本品是一款有效的补肾饮品，可用于日常养肾。肾炎水肿者要注意少饮此汁，以免加重水肿症状。

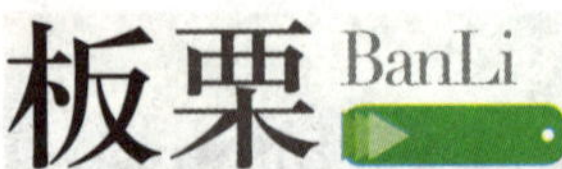

板栗 BanLi

板栗，香甜味美，自古就被视为珍贵的果品，不仅含有大量淀粉，而且含有蛋白质、脂肪、B 族维生素等多种营养素，素有“干果之王”的美称。板栗可代粮，与枣、柿子并称为“铁杆庄稼”“木本粮食”，是一种价廉物美、富有营养的滋补品。

对肾脏的补益

板栗性温，味甘，具有补脾健胃、活血强筋、补肾壮腰之功效，可与人参、黄芪、当归等媲美，对肾虚有良好的疗效，故又称为“肾之果”，肾虚腰痛者最宜食用，特别是老年肾虚、大便溏泄更为适宜，经常食用还能强身愈病。《本草纲目》记载：“治肾虚腰脚无力，以袋盛生栗悬干，每旦吃十余颗，次吃猪肾粥助之，久必强健。”唐代养生学家孙思邈也曾描述过板栗的功效：“生食之，甚治腰脚不遂。”

贴心叮咛

❶ 新鲜的生板栗仁外表呈褐色，内部呈淡黄色，口感脆甜。宜选购充分成熟的、饱满的、无病虫害和机械损伤的板栗。

❷ 板栗生吃难消化，熟食又易滞气，一次不宜多食。脾胃虚弱、消化不良的人不宜多食。

❸ 板栗变质后不宜再吃，以免导致中毒。

❹ 患有糖尿病、脾胃虚弱、消化不良、风湿病的人不宜多食。

专家推荐对症食疗方

板栗糯米粥

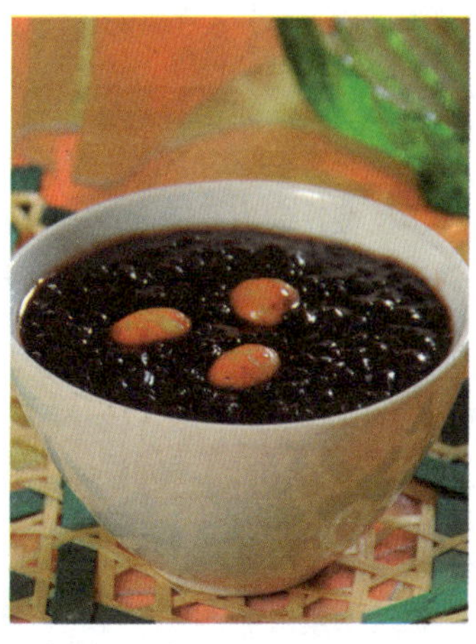

材料 板栗200克，红糯米300克。

调料 红糖适量。

做法

1. 红糯米淘洗干净，用水浸泡 4 小时左右；生板栗洗净。
2. 锅置火上，将生板栗放入蒸锅中，隔水蒸熟，冷却后去壳取肉。
3. 净锅置火上，放入泡好红糯米，加适量清水，大火煮沸后转小火熬煮至粥黏稠；加入蒸熟的板栗，搅拌均匀后，再熬煮 20 分钟，出锅，加入红糖调味即可。

功效解析 板栗和糯米都是补肾益精、健脾养血佳品。二者同煮粥，对肾阳不足有很好的改善作用。

板栗红枣粥

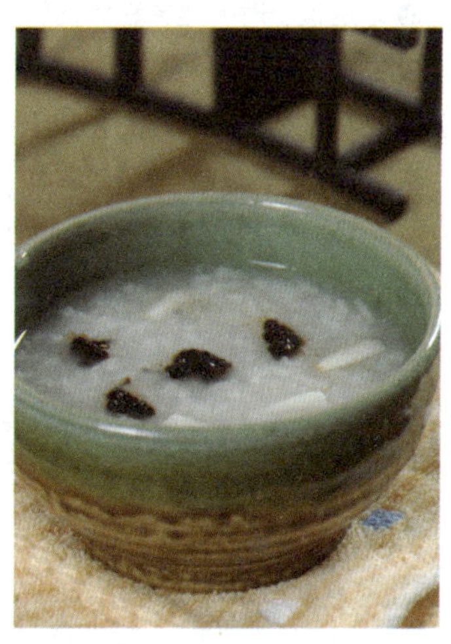

材料 板栗粉200克，红枣12颗，桂圆肉10克。

调料 蜂蜜20毫升。

做法

1. 红枣洗净去核。
2. 将红枣与桂圆肉一起放入砂锅中，加适量水，煮沸 30 分钟。
3. 放入板栗粉再煮 10 分钟，加蜂蜜调味即可。

功效解析 此粥对改善肾虚所致的脱发、白发、面色苍白十分有效。

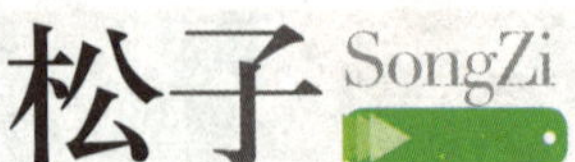

松子 SongZi

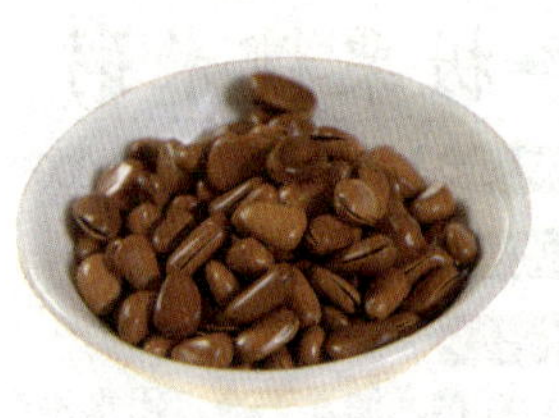

松子含油脂约70%，大多为不饱和脂肪酸，同时松子也是一味重要的中药，久食健身心，滋润皮肤，延年益寿，古书中多有记载，被誉为“长寿果”。

对肾脏的补益

松子仁味甘，性微温，有强阳补骨、增强性功能、延缓衰老、和血美肤、润肺止咳、滑肠通便、强身健体等功效，对食欲不振、疲劳感强、遗精、盗汗、多梦、体虚者有较好疗效，不仅是重要的壮阳食品，同时也是中老年人的滋补保健食品。

贴心叮咛

❶ 选购松子时要选择粒大而饱满，壳硬而脆，仁肉乳白、饱满，坏粒少者为佳。

❷ 松子仁配伍粳米熬粥，用于中老年人体弱、产后体虚、头晕目眩者。

❸ 存放时间长了会产生“油哈喇”味，不宜再食用。

❹ 由于松子含油脂丰富，咳嗽痰多、便溏、精滑、胆功能严重不良者不宜食用。

专家推荐对症食疗方

▶松仁焖香菇

材料 水发香菇300克，松仁50克。

调料 料酒、酱油、盐、味精、白糖、花椒油、水淀粉、植物油、清汤各适量。

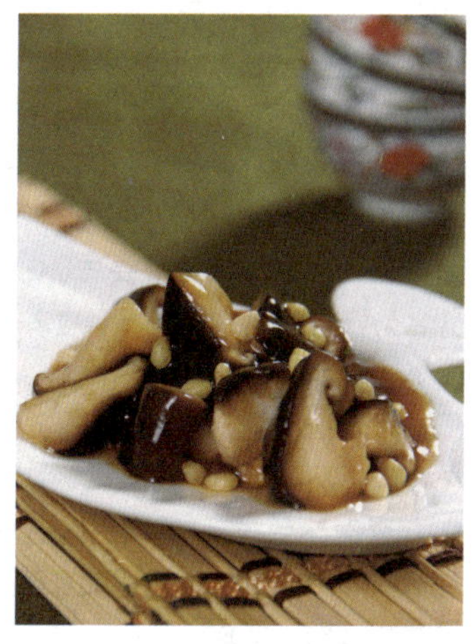

做法

1. 香菇去蒂，洗净，切块；松仁入六成热的油锅中炸成金黄色捞出，沥油备用。
2. 原锅留余油烧热，下入香菇块，用中火煸炒，烹入料酒，加入清汤、酱油、盐、白糖，转小火焖30分钟，下入松仁，继续焖10分钟，转中火加花椒油，出锅前加味精调味，用水淀粉勾芡，大火收汁即可。

功效解析 本品中有良好补肾作用的松仁，加上能补充维生素D并具有提高免疫力作用的香菇，可以起到温补肾阳的作用。

松仁玉米

材料 玉米粒400克，松子仁100克，红椒15克，青椒20克，葱花适量。

调料 盐、白糖、味精、植物油、香油各适量。

做法

1. 青椒、红椒分别洗净，去蒂及子，切小丁；玉米粒放入沸水中煮至八成熟，捞出沥干水分。
2. 锅内倒植物油烧至温热，放入松子仁，炸至淡黄色出锅。
3. 炒锅中倒入适量植物油，用中火烧热，下葱花煸香，放入青椒丁、红椒丁、玉米粒煸炒至熟，调入盐、味精和少许白糖，淋少许香油，出锅装盘，撒上松子仁即可。

功效解析 本品中具有较强补肾作用的松仁，搭配上具补肾利水作用的玉米，不仅色亮味美，还能补益五脏。

白果 BaiGuo

白果也称银杏，果仁色绿如翡翠，其味清香，食之软糯可口。在宋代时白果曾被列为贡品，皇帝尝后备加赞赏，并赐它芳名为银杏。白果含有多种营养元素，具有良好的保健功能，因此深受人们的欢迎。

对肾脏的补益

李时珍曾说："熟食温肺益气，定喘嗽，缩小便，止白浊。其气薄味厚，性涩而收。"《本草再新》认为，白果"补气养心，益肾滋阴"。《湖南药物志》中介绍白果"治梦遗：银杏三粒，酒煮食，连食四至五日。"民间常将白果作为治疗遗精的食品，如《山东中药》中载：白果"治遗精，遗尿。"遗精者宜蒸熟、炒熟或煨熟食用。

贴心叮咛

❶ 选购白果时以饱满、充实、色白、种仁淡黄色者为佳。

❷ 白果有小毒，尤其是绿色胚芽部位的毒素含量最高，因此吃时须去掉胚芽部分。

❸ 剥干白果的外壳时，可将白果横立，用刀把或其他钝器对准它敲一下，它便会裂开一条缝。白果的种仁外面会有一层淡褐色的膜状皮，用手很难剥离，可在开水中泡3～5分钟，便可轻易去除。

❹ 成年人每天最多生食白果5～7粒，熟食以每天20～30粒为限；孕妇和小孩忌食；已发芽的白果种仁不能食用；食用白果时切忌同时吃鱼。

❺ 白果适宜冷藏，必须存放在通风阴凉的地方。

专家推荐对症食疗方

白果烧鸡块

材料 鸡肉500克，白果肉20粒，姜、葱各适量。

调料 植物油、料酒、盐、高汤、味精各适量。

做法

1. 鸡肉洗净，切块，加料酒、盐腌渍10分钟；姜洗净，切片；葱洗净，打结。
2. 锅置火上，倒入植物油，大火烧至七成热，下入姜片爆香，倒入鸡块炒透后，下白果肉再翻炒几下。

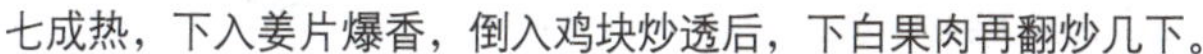

3. 加入高汤，大火烧沸后，加葱结，用小火焖至鸡肉软烂时，加少许盐、味精调味，略带汁起锅即可。

功效解析 白果中含有的白果酸、白果酚有抑菌和杀菌作用，与鸡肉同烹，不仅能温补肾阳，安五脏，还有助于肾炎患者的恢复。

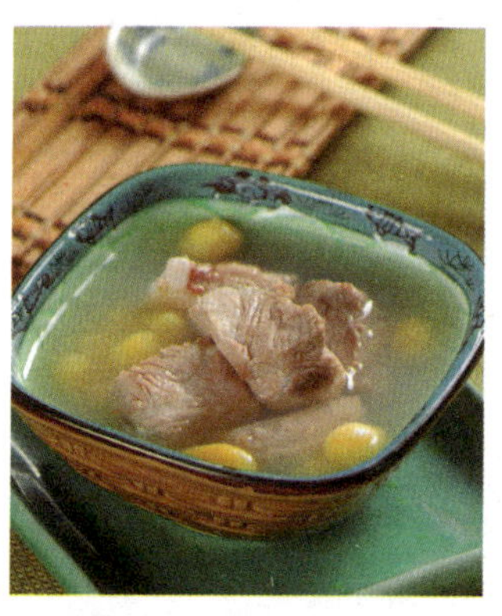

白果小排汤

材料 小排骨500克，白果30克，姜片、葱末各适量。

调料 味精、料酒、盐各适量。

做法

1. 小排骨洗净，加料酒、姜片、水适量，小火焖煮90分钟。
2. 白果去壳及红衣，加入汤内，加盐调味，再煮15分钟。
3. 加味精调味，撒上葱末即可。

功效解析 白果有收缩膀胱括约肌的作用，对肾虚引起的尿频有很好的治疗作用。

黑豆 HeiDou

黑豆是植物中营养最丰富的保健佳品之一，具有药食两用的特殊功能，被誉为“豆中之王”；黑豆是肾虚、须发早白、脱发者的食疗佳品，有“乌发娘子”的美称。

对肾脏的补益

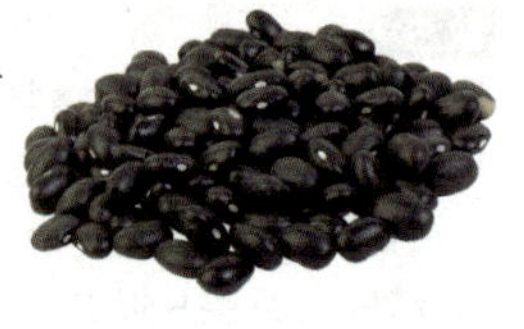

传统中医学认为，黑豆味甘性平，入脾经、肾经，能养阴补气，是强壮滋补的食品。现代医学研究认为，黑豆含有丰富的蛋白质、脂肪、碳水化合物以及胡萝卜素、维生素 B_1、维生素 B_2、烟酸等营养物质，尤其含有大量的雌激素，有益于延缓衰老，养颜美容，还能活血解毒、去除水肿。

贴心叮咛

❶选购黑豆时应以颗粒饱满、质地坚实、个大均匀、乌黑者为佳。

❷黑豆炒熟后，热性大，多食易上火，故不宜多食。

❸黑豆皮及芽、叶、花均可入药治病，黑豆皮中药称“料豆衣”或“豆衣”，有解毒利尿作用；黑豆芽称“大豆卷”，能清热解毒，水煎服，可治风湿性关节疼；黑豆叶捣烂外敷可治蛇咬伤；黑豆花能治目翳。水煎黑豆汁饮之，还可解巴豆中毒。

❹黑豆与甘草配伍煎汁饮用，适宜各种食物或药物中毒者。

❺黑豆不宜与蓖麻子、厚朴配伍食用。

❻黑豆中的嘌呤含量较高，尿酸过高者不宜过多食用黑豆。

❼黑豆富含抗氧化成分，能去除体内的自由基，减少皮肤皱纹，延缓衰老。

专家推荐对症食疗方

黑豆凤爪汤

材料 鸡爪、黑豆各200克，油菜20克，葱段、姜片各适量。

调料 盐、味精、胡椒粉、香油、白糖、高汤各适量。

做法

1. 鸡爪洗净，略剁，放入沸水锅中焯烫；黑豆洗净，泡2小时，入沸水锅中焯水去豆腥味；油菜择洗净，掰开备用。
2. 锅内加适量高汤，倒入黑豆、鸡爪、葱段、姜片大火煮沸，加盐、胡椒粉、白糖，小火焖至鸡爪、黑豆快熟时，加入油菜，焖至油菜变软，鸡爪、黑豆熟烂时，加味精调味，淋香油即可。

功效解析 鸡爪含丰富胶质，可以有效恢复组织弹性；黑豆则含有丰富蛋白质、脂肪，有促进性腺发育的作用。二者同食，有很好的延缓衰老的作用。

黑豆炖羊肉

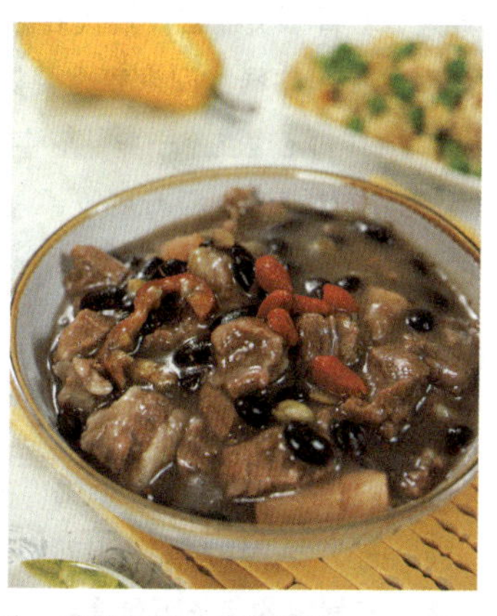

材料 羊肉400克，黑豆50克，枸杞子20克，姜片、山楂各少许。

调料 盐、料酒各适量。

做法

1. 羊肉洗净，切块，放入凉水锅中烧沸，捞出冲净；黑豆洗净，放水中浸泡4小时；枸杞子洗净；山楂洗净，去核，切片。
2. 锅中放入羊肉块、姜片、黑豆、料酒、适量水，大火烧沸后，改用小火炖至八成熟，加入枸杞子、山楂片、盐炖至熟，加盐调味。

功效解析 本品中黑豆、羊肉、枸杞子、姜片都是温补肾阳的绝佳食材，几味同煮汤，有益肾精、补五脏的功效。

莲子 LianZi

莲子是莲的果实。莲子是一种老少皆宜的食疗佳品，有很好的滋补作用，民间有云："享清芳之气，得稼穑之味，乃脾之果也。"

对肾脏的补益

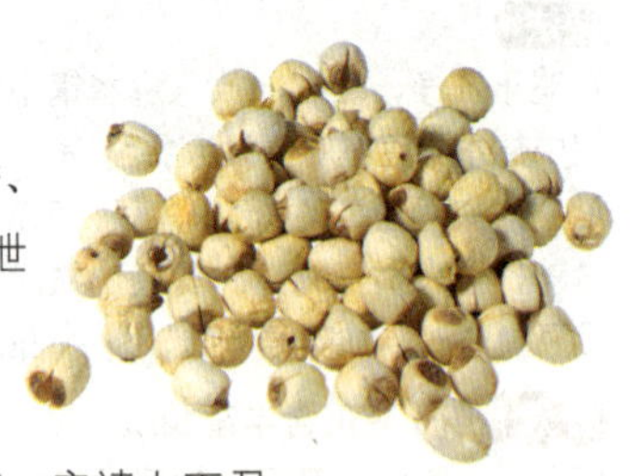

莲子性平，味甘涩，能养心、益肾、补脾、固涩，体虚遗精早泄之人均宜食用，尤其是心肾不交而遗精者，食之更佳。正如明代医家李时珍所说："莲肉清心固精，安靖上下君相火邪，使心肾交而成既济之妙。"所谓"君相火邪"是指心火肾火，心肾不交而言。清代名医王孟英也指出："固下焦，已遗精，可磨以和粉作糕或同米煮为粥饭，健脾益肾，颇著奇勋。"《玉楸药解》中亦云："莲子甘平，甚益脾胃，而固涩之性，最宜滑泄之家，遗精便溏，极有良效。"古代用以治疗"心肾不交而遗精"的清心莲子饮和瑞莲丸，治"梦遗泄精"的莲肉散等，均是以莲子为主的名方。

贴心叮咛

❶ 选购莲子时以个大、饱满、无皱、整齐者为佳。

❷ 平素大便干结难解或腹部胀满之人忌食。

❸ 变黄发霉的莲子不要食用。

❹ 莲子心性凉味苦，有清心火、降血压、止汗、养神作用，用之泡茶饮，适宜于高血压头昏、心烦失眠、梦遗滑精和盗汗之人。

专家推荐对症食疗方

桂圆红枣莲子粥

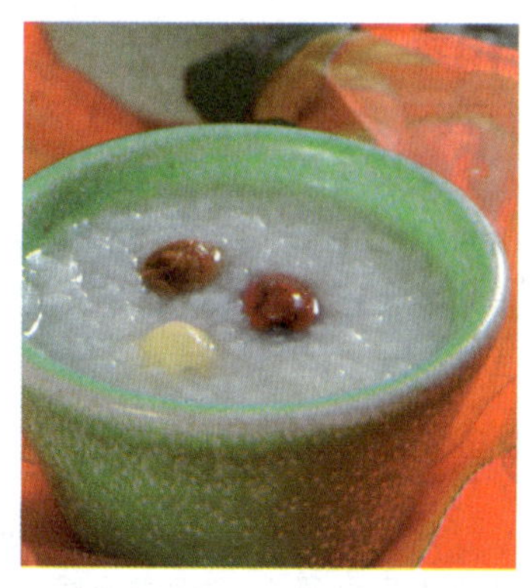

材料 糯米100克，桂圆50克，莲子、红枣各30克。

调料 冰糖适量。

做法

1. 桂圆去壳及核；莲子用温水浸泡，去莲心；红枣洗净去核；糯米淘洗干净后，用水浸泡40分钟。
2. 砂锅置火上，加入适量水，将泡好的糯米、去心的莲子，用大火烧沸后转小火熬煮30分钟，加入去核的红枣、桂圆肉，再熬煮15分钟，放入冰糖煮至溶化即可。

功效解析 桂圆肉性温，补血养心、安神；莲子性平，补脾益肾；红枣性平，可补益脾胃。三者与大米共同熬成粥食用，有很好的食疗效果。

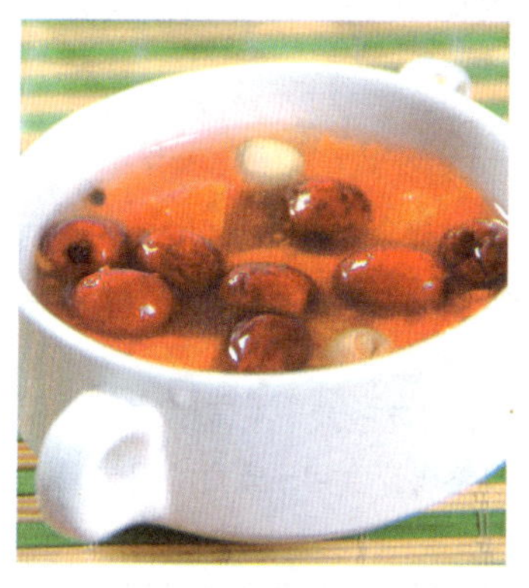

木瓜红枣莲子煲

材料 木瓜、红枣、莲子各适量。

调料 蜂蜜、冰糖各适量。

做法

1. 将红枣、莲子洗净。
2. 将木瓜洗净剖开去皮去子，切成小块。
3. 砂锅内放入红枣、莲子、木瓜块、冰糖熬煮至熟，凉凉后加上蜂蜜调匀即可。

功效解析 木瓜具有防治肾炎、高血压、便秘、胃病的功效，能促进新陈代谢和抗衰老；红枣更是抗衰延寿的补益食品；莲子也是补脾养肾的佳品。三者同食，对肾衰竭有很好的补益功效。

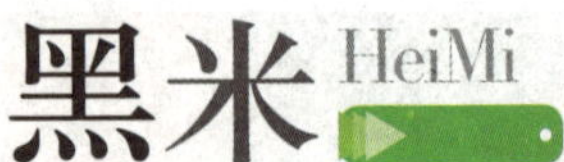

黑米 HeiMi

黑米外表油亮，清香可口，有很好的滋补作用，被誉为“补血米”、“长寿米”。黑米比普通大米更有营养，有“黑珍珠”、“世界米中之王”的美誉。黑米除了熬粥，还可以做成点心、汤圆、粽子、面包等。

对肾脏的补益

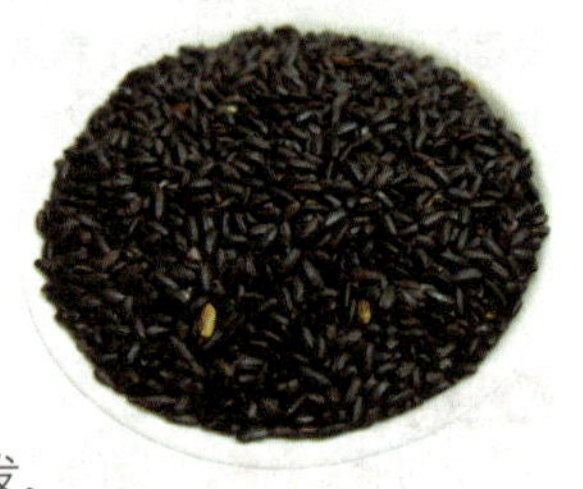

中医认为：“黑色属水，水走肾，肾为生命之源。”古医书记载：黑米有“滋阴补肾，健身暖胃，明目活血”“清肝润肠”“滑湿益精、补肺缓筋”等功效，食用黑米还能固本扶正、大补气血阴阳，对头晕目眩、贫血白发、腰膝酸软、夜盲耳鸣疗效尤佳。长期食用可延年益寿，防止华发早生，具有延缓衰老之功效。

贴心叮咛

❶ 优质黑米具有正常的清香味、有光泽、米粒大小均匀，放入口中细嚼，味佳、微甜；将外面皮层全部刮掉，米粒呈白色。

❷ 病后消化能力弱的人不宜吃黑米，可吃些紫米来调养。

❸ 黑米不易煮烂，其营养成分不易溶出，食用未煮烂的黑米易引起急性胃肠炎，要煮透后再食用。

❹ 只有用小火长时间熬才能把黑米的醇香和营养完全释放出来。黑米的米粒外有一层坚韧的种皮包裹，不容易煮烂，可提前浸泡，但泡米的水不要倒掉，可以用来煮粥。

专家推荐对症食疗方

黑米桂花粥

材料 黑米50克，红小豆、莲子、花生仁各30克。

调料 桂花、冰糖各适量。

做法

1. 黑米淘洗干净，浸泡4小时；红小豆洗净，浸泡3小时；莲子洗净，浸泡30分钟；花生仁洗净，泡涨备用。
2. 锅置火上，倒入适量清水烧沸，放入黑米、莲子、红小豆，大火煮沸后换小火煮1小时；加入花生仁，继续煮30分钟。
3. 加入桂花、冰糖拌匀，煮至冰糖化开即可。

功效解析 此粥中不仅有补肾功效的黑米、花生仁，还有利水、消肿、解毒的红小豆，对肾虚、肾炎水肿者有补益作用。

黑米仔鸭包

材料 面粉500克，黑米粉200克，泡打粉7克，酵母5克，去骨鸭肉400克，芽菜200克。

调料 盐、鸡精、味精、胡椒粉、香油、淀粉、姜末、葱末、植物油各适量。

做法

1. 鸭肉洗净，切粒备用；芽菜洗净，挤干水分，切粒备用。
2. 锅内倒植物油烧至六成热，加入姜末、葱末炒香，下鸭肉粒炒散，下芽菜粒，炒至入味时，放盐、味精、鸡精、胡椒粉、淀粉、香油，盛出待冷，入冰箱冷藏定置30分钟。
3. 面粉、黑米粉、泡打粉、酵母放入盆中和匀，加水揉匀制成面团，搓条，下剂子，擀皮。
4. 取面皮，包入鸭馅，捏成柳叶形，上笼蒸熟装盘即可。

功效解析 本品有补肾、利水的作用，是肾炎水肿者主食的最佳选择。

黑芝麻 HeiZhiMa

芝麻为五谷之一，居五谷之首，其营养价值可与鸡蛋、肉相媲美，在中国古代，芝麻被视为延年益寿食品，现代研究发现其富含抗衰老物质——维生素 E。芝麻也是一种“三高”食品，即高钙、高铁、高蛋白。

对肾脏的补益

黑芝麻性平味甘，有补肝肾、润五脏、养血润燥、乌发美容的作用，对因肝肾精血不足引起的眩晕耳鸣、腰膝酸软、肠燥便秘、发枯发落及早年白发等有较好的食疗保健作用。如《本草经疏》中就曾记载：“芝麻，气味和平，不寒不热，补肝肾之佳谷也。”

贴心叮咛

❶ 黑芝麻与带皮花生同食，用于血小板减少者；黑芝麻（炒）、桑叶各等份研细，糯米适量，煮粥食用，用于肝肾不足、目疾、皮肤干涩者食用。

❷ 芝麻与巧克力同食，会影响消化、吸收；炒食燥热，平素有热病者，食后易引起牙痛、口疮、出血等症状，宜慎用。

专家推荐对症食疗方

桑葚乌发润肤粥

材料 桑葚、黑芝麻各60克，粳米100克。

调料 白糖20克。

做法

1. 粳米淘洗干净，用清水浸泡 30 分钟。
2. 桑葚洗净；芝麻研磨成细粉。

3. 粳米放在砂锅内，加入桑葚、芝麻粉，加清水，武火煮沸转文火煨成粥，加入白糖调味即可。

功效解析 本粥能滋阴养血、乌发泽肤、补气益肾、延年益寿。每日 1 次，分 3 天服完。脾胃虚寒而泄泻者不宜服用此粥。

双黑粥

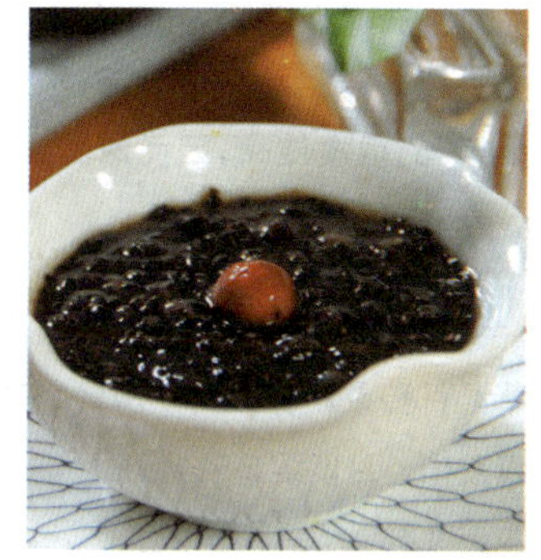

材料 黑芝麻100克，黑米200克。

调料 红糖适量。

做法

1. 黑芝麻淘洗干净，晾干，用火炒熟后研碎成粉；黑米淘洗净后，用清水浸泡 40 分钟左右。
2. 砂锅置火上，加入适量清水，放入泡好的黑米，大火烧沸后，转小火熬煮成粥，关火撒上黑芝麻粉，加入红糖搅拌均匀，盛入碗中。加樱桃点缀会更有食欲。

功效解析 黑色入肾，黑芝麻、黑米都有很好的补肾功效，适宜产后血虚、病后体虚者、贫血者、肾虚者、年少须发早白者食用。但脾胃虚弱的小儿或老年人不宜食用。

果仁黑芝麻糊

材料 炒熟的黑芝麻150克，炒熟的花生仁80克，核桃仁80克，松仁40克，冰糖适量，牛奶200毫升。

做法

1. 将黑芝麻和所有果仁搅匀，倒入搅拌机中打成果仁黑芝麻碎。
2. 取果仁黑芝麻碎、牛奶一起大火煮开，改小火慢炖 10 分钟，至浓稠，加适量冰糖调味即可。

功效解析 芝麻、花生、核桃、松仁有丰富的微量元素，不仅能补肾健脑，还能增强机体抗病能力。

芡实 QianShi

芡实，又名鸡头米、水鸡头、鸡头苞等，具有“补而不峻”、“防燥不腻”的特点，是秋季进补的首选食物。古药书中说它是“婴儿食之不老，老人食之延年”的粮食佳品，因而深受人们的欢迎。

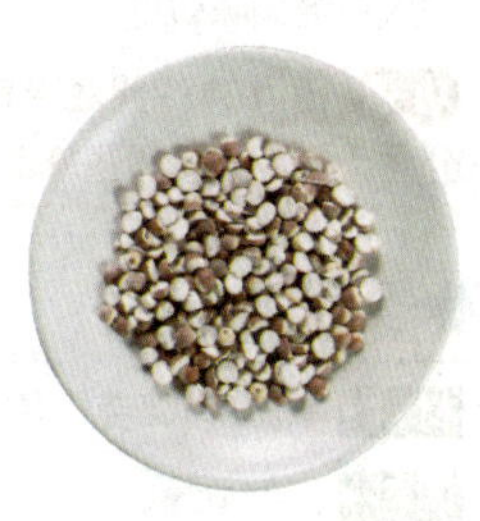

对肾脏的补益

芡实性平，味甘涩，有益肾固涩、补脾止泻的双重功效。《本草经百种录》称之为“脾肾之药也”。《本草新编》中说：“芡实不仅益精，且能涩精补肾，可与山药并用，各研为末，每日用米饭调服。”《本草从新》还说它能“补脾固精”。故凡肾虚之人遗精、早泄、带下、小便不禁或频多者，皆宜常食之。

贴心叮咛

❶一次不要吃太多，每餐50克为宜。

❷婴儿，便秘、尿赤及妇女产后者皆不宜食，这是因为芡实有较强的收涩作用。

❸烹制芡实时要用慢火炖煮至烂熟才好食用。

❹食用芡实时应注意细嚼慢咽，让营养素能够被充分吸收，从而达到补养身体的作用。

专家推荐对症食疗方

▶芡实兔糕

材料·芡实30克，浮小麦50克，红枣10颗，糯米粉50克。

调料 面粉、白糖、蜂蜜、黄油、椰蓉各适量。

做法

1. 将芡实、浮小麦水煎，取适量汁；红枣蒸熟，做成枣泥备用。
2. 用糯米粉、面粉、白糖、蜂蜜、黄油、枣泥、适量药汁调匀成湿面团，分成小份的面剂做成小兔形状，外面覆上椰蓉，放入烤箱内烤熟即可。

功效解析 芡实补脾止泻；浮小麦为小麦未成熟的颖果，甘凉，能敛虚汗，凡阳虚自汗，阴虚盗汗者，均可应用。早餐时食用。

芡实煲老鸭

材料 芡实100克，老鸭1只，水发莲子80克。

调料 盐适量。

做法

1. 老鸭宰杀去毛后，清洗干净，在鸭身上均匀涂抹少量的盐，切下头、脖子、鸭掌连同芡实、莲子一起填入鸭腹中。
2. 把处理好的鸭，腹部朝上放入砂锅内，加入适量水，以水盖过鸭为准，先大火煮沸，再转小火煲2小时左右，至鸭肉酥烂即可。

功效解析 芡实味甘涩性平，有固肾涩精、补脾止泻的功效。此菜有滋阴补肾之功效；患有慢性肾炎的病人，在做这道菜时不要放盐。

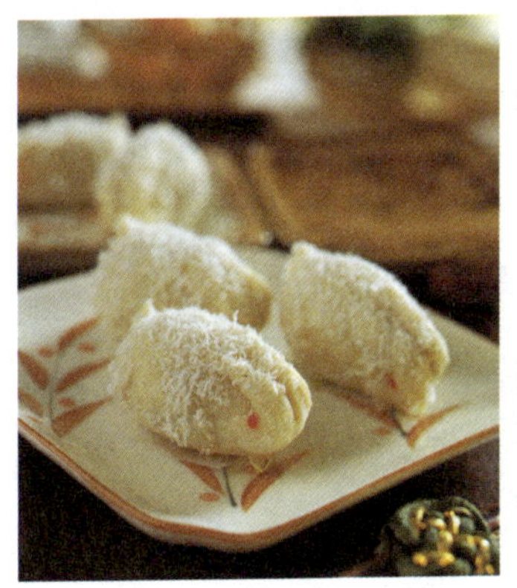

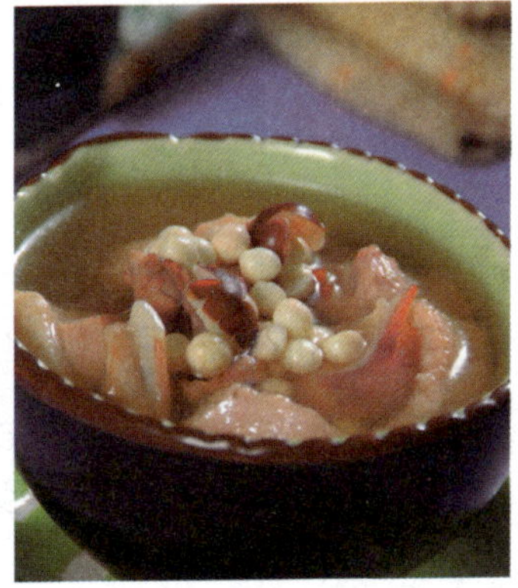

泥鳅 NiQiu

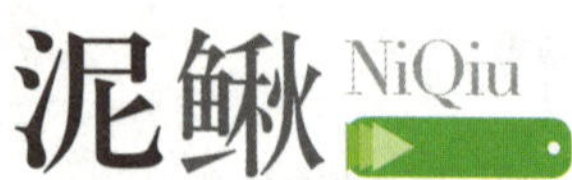

泥鳅不但肉质鲜美，而且所含脂肪成分较低，胆固醇更少，属高蛋白低脂肪食品，具有很好的药用价值，民间有“天上斑鸠，河里泥鳅”的美谚，并被人们誉为“水中人参”，是补益效果很好的水产佳品。

对肾脏的补益

泥鳅味甘，性平，有调中益气、祛湿解毒、滋阴清热、通络活血、补肾生精等功效。现代医学研究认为，泥鳅中含一种特殊蛋白质，有促进精子形成的作用。成年男子常食泥鳅不仅能滋补强身，对调节性功能也有较好的作用。

贴心叮咛

❶ 要选择鲜活、无异味的泥鳅食用。

❷ 泥鳅不宜与狗肉、狗血、螃蟹同吃，否则可引起中毒。同时阴虚火盛者忌食。

❸ 将泥鳅放入清水中一会儿，再放入装有少量水的塑料袋中，扎紧口，然后放在冰箱中冷冻。泥鳅不会死掉，只是处于冬眠状态，烹制时将其倒入冷水盆内，待冰块化冻时，泥鳅仍然很新鲜。

专家推荐对症食疗方

三子泥鳅汤

材料 活泥鳅200克，韭菜子、枸杞子、菟丝子各20克。

调料 水600毫升，盐、鸡精各少许。

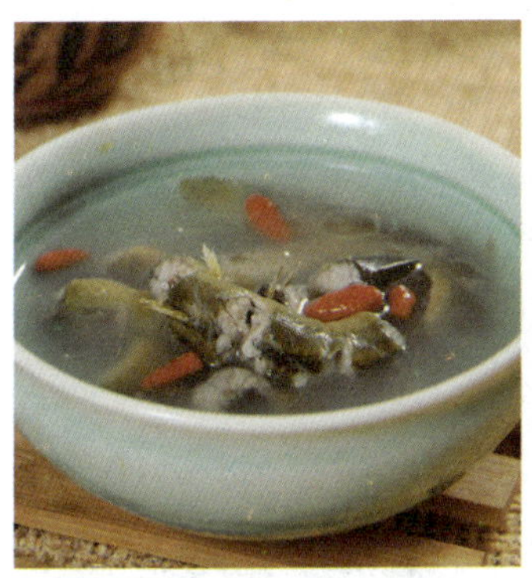

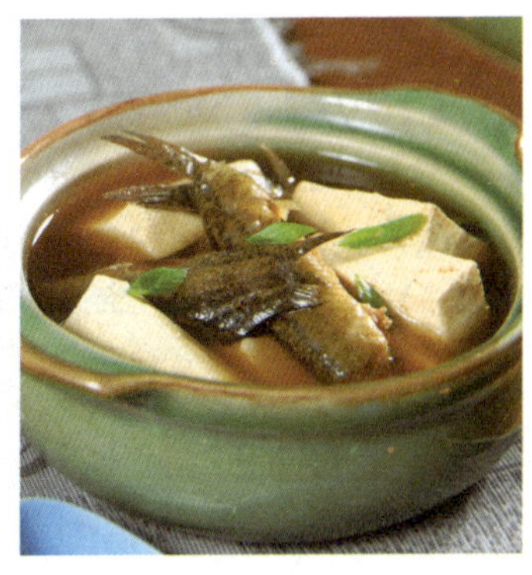

做法

1. 将泥鳅沸水烫杀，洗净。
2. 韭菜子、枸杞子、菟丝子均洗净，韭菜子与菟丝子装入纱布袋，口扎紧。
3. 将泥鳅、枸杞子、纱布袋一同入锅，加入水，用大火煮沸后再改小火煨至水剩余 300 毫升时，取出布袋，加入盐、鸡精调味即可。

功效解析 具有暖中益气、补肾壮阳之功效。适用阳痿、早泄、贫血者。食肉饮汤，每日 1 次，连服 10 日为 1 疗程。

泥鳅炖豆腐

材料 泥鳅200克，豆腐300克，姜片、葱段各适量。

调料 盐、味精、酱油、料酒、香油、植物油各适量。

做法

1. 泥鳅洗净，焯烫，捞出，沥水；豆腐洗净，切块备用。
2. 锅中植物油烧热，爆香葱段、姜片，下入泥鳅、豆腐块，加入酱油、料酒炒匀，再加入适量水（清汤）、盐，用小火炖 20 分钟，加味精调味，淋少许香油即可。

功效解析 本品佐餐食用，食泥鳅、豆腐，喝汤。每日 1 ~ 2 次。有补肾、健脾、益气、养血、延年益寿的功效，适用于中老年人肾虚者。另外，豆腐有清热解毒的功效，与泥鳅同食，可帮助肾炎患者恢复健康。

牡蛎 MuLi

牡蛎肉肥爽滑，味道鲜美，营养丰富，其含碘量远远高出牛奶和蛋黄，含锌量为各种食物之冠，而且牡蛎中还含有多种活性物质及多种氨基酸，且有“海底牛奶”“神赐魔食”“根之源”之称，是不可多得的水产补肾佳品。

对肾脏的补益

中医认为，牡蛎味咸，性微寒，有滋阴潜阳、补肾涩精的功能。现代医学研究发现，牡蛎中含有丰富的锌元素及铁、磷、钙、优质蛋白质、糖类等营养素。男子常食牡蛎可促进性欲，并提高精子的质量，对男子遗精、虚劳乏损、肾虚阳痿等有较好的效果。

贴心叮咛

❶ 优质的牡蛎应是体大肥实、颜色淡黄、个体均匀而且干燥。而颜色褐红、个体不均匀、有潮湿感的质量较差。

❷ 虚而有寒、急慢性皮肤病、慢性腹泻者不宜多吃。

❸ 烹制前要将牡蛎反复冲洗干净，这是因为牡蛎表面砂粒及杂质较多。

❹ 也可将牡蛎制作成蚝油，作为调料来食用，具体做法为：将牡蛎洗净去壳，加入白酒置于火上用微火煮约1小时，然后用纱布袋拧出汤汁，再将汤汁继续放在火上煮至浑浊，趁热装入瓶中密封。

专家推荐对症食疗方

牡蛎肉末粥

材料 米饭200克，鲜牡蛎100克，猪瘦肉末50克，芹菜、冬苋菜各15克。

调料 植物油、香油、高汤、胡椒粉、盐各适量。

做法

1. 鲜牡蛎去壳，洗净，捞出，沥干；芹菜、冬苋菜分别洗净，切末。
2. 猪瘦肉末加盐、植物油、胡椒粉、香油拌匀，腌渍10分钟。
3. 米饭用沸水浸泡片刻，加入高汤煮沸，放入猪瘦肉末、牡蛎，用小火熬煮至熟，加盐，撒入芹菜末、冬苋菜末略煮即可。

功效解析 牡蛎滋阴潜阳，对肝阳上亢、头晕目眩等有很好的补益作用。与肉末一起煮粥，对肾阴虚引起的烦躁不安有很好的食疗作用。可每日早晚温服，随量服用。

蒜辣牡蛎

材料 牡蛎300克，嫩豆腐1块，蒜薹3根。

调料 豆豉、豆瓣酱、植物油、香油、盐、酱油、料酒、味精、白糖、高汤各适量。

做法

1. 牡蛎洗净，放盐水中浸泡后沥干；蒜薹洗净切成段；豆腐洗净，切成小块，入沸水锅中焯烫一下，捞出过凉备用。
2. 热锅热油，下入牡蛎翻炒片刻，倒入豆腐丁、豆豉、豆瓣酱、盐、酱油、料酒、白糖、高汤炒至入味，加盖焖5分钟，最后下蒜薹段炒匀，加味精调味，淋上香油即可。

功效解析 牡蛎中富含牛磺酸、精氨酸和锌，对男性的肾功能能起到很好的滋补作用，再搭配上能补肾益血的豆腐，能改善肾虚所致的遗精、尿频等症。

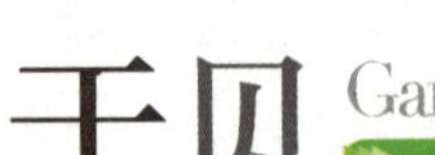

干贝 GanBei

干贝是扇贝的干制品，因为外壳像扇面，所以得名扇贝。晒干后制成的干贝是著名的海产品之一，其味道、色泽、形态与海参、鲍鱼等不相上下。古人对干贝的评价是：“食后三日，犹觉鸡虾乏味。”

对肾脏的补益

干贝性平，味甘咸，有补肾滋阴、调中下气、利五脏之功效。《本草求真》中说干贝能“滋真阴”，指滋补肾阴之意。清代食医王孟英也认为：“干贝补肾，与淡菜同。”故肾阴虚者宜常食之。

贴心叮咛

❶ 选购干贝时以干燥、颗粒完整、大小均匀、色淡黄而略有光泽者为佳。

❷ 扇贝配伍山药、枸杞子煨食，用于阴虚体质或阴虚肾亏者。

❸ 泡发干贝时应先将干贝上的老筋剥去，洗去泥沙，放入容器中，加入料酒、姜片、葱段、高汤，上屉蒸2～3小时，能搌成丝状即为发好，并用原汤浸泡待用。

❹ 干贝是高蛋白食物，多食易致皮疹，同时还会影响肠胃的消化功能，使之难以消化吸收而导致食积。

❺ 储存干贝时应注意防潮，防热，防日光照射，防虫咬。

专家推荐对症食疗方

▶干贝甜椒

材料 干贝200克，鲜香菇3朵，青椒、红椒、黄椒各1/2个，蒜片、姜片各适量。

调料 盐、胡椒粉、鸡精、植物油各适量。

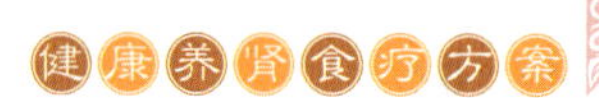

做法

1. 干贝泡发，横切成2段；青椒、红椒、黄椒、鲜香菇均洗净，分别切成小片。
2. 干贝段上蒸锅蒸熟；炒锅内植物油烧热，爆香蒜片、姜片，加入香菇片略炒。
3. 将青椒片、红椒片、黄椒片倒入锅中，放入盐、胡椒粉、鸡精调味，最后放入干贝段翻炒均匀即可。

功效解析 甜椒中含有丰富的抗氧化成分，能延缓脏器功能的衰退，与干贝一起食用，有抗衰益寿的功效。

干贝冬瓜

材料 冬瓜400克，干贝100克，姜片适量。

调料 盐适量。

做法

1. 冬瓜去皮、瓤，洗净，切片。
2. 干贝洗净，放锅中加水煮沸，捞出。
3. 另取一个小盆，倒入适量清水，将冬瓜片、干贝、姜片、盐一起放入，上锅蒸2小时，取出即可。

功效解析 干贝补肾滋阴，冬瓜消毒利水，二者合用，对肾炎水肿者有很好的食疗功效。

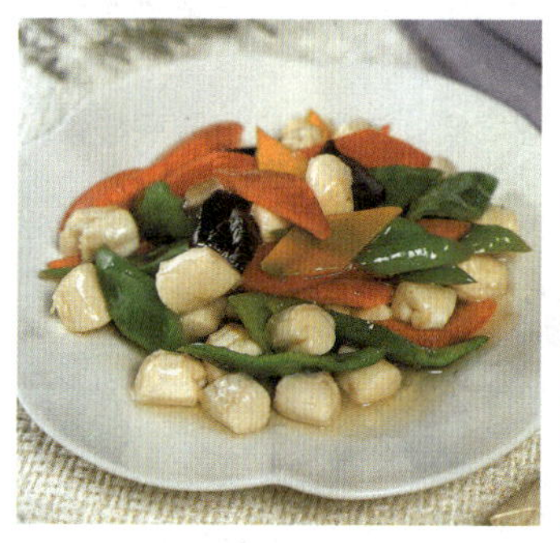

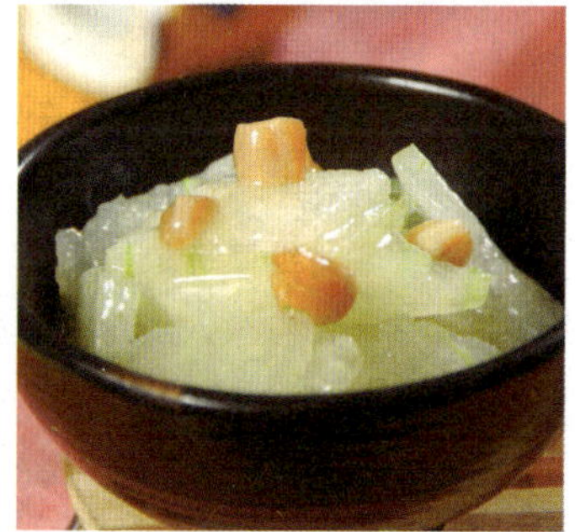

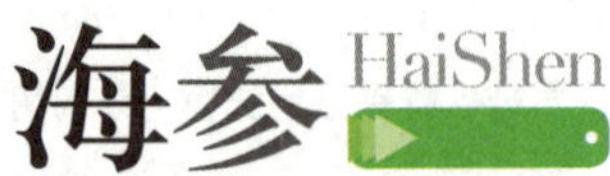

海参黑褐色，肉质软嫩，滋味腴美，高蛋白低脂肪，是一种名贵的海产品，因补益作用似人参而名之“海参”，是海味“八珍”之一，与燕窝、鲍鱼、鱼翅齐名。

对肾脏的补益

海参性温，味咸，能补肾益精、滋阴壮阳、固本培元。《药性考》中说它“降火滋肾”，《食物宜忌》也认为海参能“补肾经，益精髓”。古有“海参丸”，用于治疗“腰痛、梦遗、泄精”。海参丸以海参为主，同核桃肉、猪骨髓、龟板等研制而成的，对心肾不交、阴虚火旺所致的眩晕耳鸣、腰酸乏力、遗精早泄、小便频数者较为适宜。现代医学研究认为，海参含精氨酸、锌、酸性黏多糖、海参素较高，具有改善脑、性腺神经功能传导，抑制排卵和刺激宫缩等作用，减缓性腺衰老。

贴心叮咛

❶ 选购海参时应看肉质和含盐量，一般肉质肥厚，含盐量低的为上品，同时海参的外表以刺排列均匀为佳。

❷ 海参与羊肉配伍熬汤，用于肾虚阳痿、眩晕耳鸣、腰膝酸软、小便频数的食疗。

❸ 海参不宜与甘草同食。

❹ 直接将干海参放入加满水的暖瓶中，闷泡8小时，取出放入冰箱保鲜，冷水浸泡1～2天，每次换水2～3次。注意泡发海参时不要沾油，以免妨碍海参吸水膨胀，甚至导致海参变质。

专家推荐对症食疗方

烩海参

材料：水发海参600克，鲜香菇、玉米笋、荷兰豆各20克，葱段、姜片各适量。

调料：植物油、料酒、高汤、盐、醋、香油、胡椒粉、水淀粉各适量。

做法

1. 香菇洗净，切片；荷兰豆去老筋，洗净，对半切开；玉米笋洗净，切成斜段备用。
2. 海参去除内脏，洗净，切片，放入沸水中加葱段、姜片及料酒、高汤煮3分钟，捞出。
3. 锅中植物油烧热，放入香菇片、玉米笋段及荷兰豆翻炒，加入海参及盐、醋、香油、胡椒粉炒匀，再加入高汤煮沸，用水淀粉勾芡即可。

功效解析 海参性温，富含钙、磷、铁、碘等矿物质，与富含维生素和矿物质的香菇、玉米、荷兰豆同食，对虚损劳弱型肾虚有很好的补益作用。

海参羊肉汤

材料：羊肉250克，水发海参50克，姜末、葱花各适量。

调料：盐、胡椒粉各适量。

做法

1. 海参泡软后，剪开参体，除去内脏，洗净，切块，用沸水煮10分钟，取出，连同水倒入碗内，浸泡2～3小时。
2. 羊肉洗净，去血水，切成小块，加适量水，放入锅中小火炖至将熟，将海参块放入同煮35分钟，加入姜末、葱花、胡椒粉、盐搅拌均匀即可。

功效解析 海参肉质细嫩，营养价值高，历来被视为餐中珍肴，有补肾益精、养血润燥、滋阴健阳等作用；羊肉性温，能温肾助阳、补益精血、益气补中、温暖脾胃。海参、羊肉相配，补肾、益肾、养血功效更强，为滋补强壮佳品，尤适合产妇食用。

鲈鱼 LuYu

鲈鱼白嫩清香，味道鲜美，无腥味，古人有“江上往来人，但爱鲈鱼美”的诗句称赞其体态和美味。鲈鱼与长江鲥鱼、黄河鲤鱼、太湖银鱼并称为中国“四大名鱼”。

对肾脏的补益

鲈鱼性平，味甘，既能补脾胃，又可补肝肾，益筋骨。凡肝肾阴虚，或脾虚胃弱者皆宜。《本草经疏》曾有记载：“鲈鱼，味甘淡气平与脾胃相宜。肾主骨，肝主筋，滋味属阴，总归于脏，益二脏之阴气，故能益筋骨。”

贴心叮咛

❶秋末冬初的成熟鲈鱼很肥美，鱼体内积累的营养物质也最丰富，是吃鲈鱼的最好时令。

❷鲈鱼具有促进伤口愈合的作用，但不宜在手术后马上进食，以免伤口愈合过快，形成突起的肉芽，最好是在3天后进补鲈鱼。

❸鲈鱼不宜与乳酪配伍食用；鲈鱼不宜与牛羊油、荆芥配伍食用，会引起不良反应。

❹由于鱼的表皮有一层黏液，非常滑，所以切起来不太容易，若在切鱼时，将手放在盐水中浸泡一会儿，切起来就不会打滑了。

专家推荐对症食疗方

清蒸生姜砂仁鲈鱼

材料 鲈鱼1条，砂仁、生姜各10克。

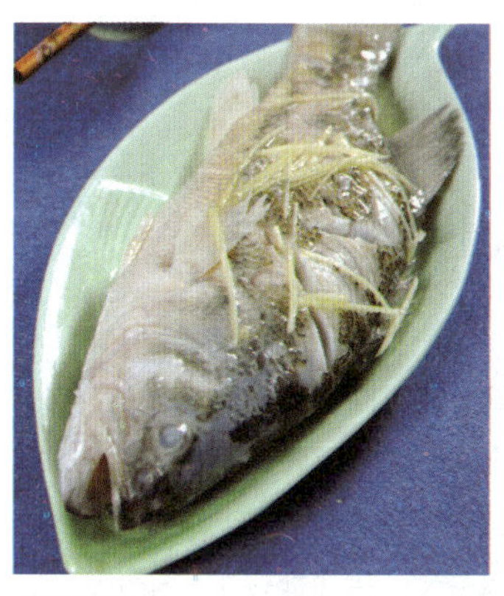

调料 料酒、盐、香油、味精、生抽各适量。

做法

1. 将砂仁洗净，沥干，捣成末；生姜去外皮，洗净，切成细丝。
2. 鲈鱼处理干净，抹干水分，把砂仁末、生姜细丝装入鲈鱼腹中，置于大盘中。
3. 加入料酒、盐、香油、味精、生抽和清水，置蒸笼内蒸至鱼肉熟透即可。

功效解析 砂仁是温中和气的中药材，且温而不烈，通畅三焦，温行五脏，养肾益胃，与生姜、鲈鱼同用，补而不峻。

滑炒鲈鱼片

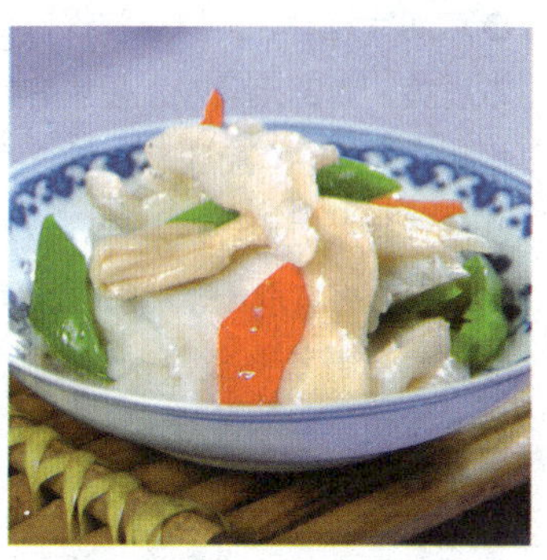

材料 鲈鱼1条，鸡腿菇片100克，鸡蛋1个（取蛋清），青椒片、红椒片各20克，蒜蓉、葱段、姜片各适量。

调料 盐、料酒、白糖、胡椒粉、鸡精、淀粉、高汤、香油、植物油、水淀粉各适量。

做法

1. 鲈鱼洗净切片，用盐、料酒、蛋清、淀粉上浆备用。
2. 锅内植物油烧热，放入鸡腿菇片、盐炒熟，盛出。
3. 锅内再倒植物油烧热，放入鱼片滑透捞出；锅内留余油，炒香蒜蓉、葱段、姜片，倒入高汤、盐、胡椒粉、白糖、鱼片炒匀，加鸡精调味，用水淀粉勾芡，最后撒入青椒片、红椒片，淋入香油即可。

功效解析 本品具有补肾助阳、强腰益气的作用，对肾气不足引起的腰痛、乏力、畏寒、肢凉、小便频数、视物不清、阳痿、遗精有良效。

猪肚 ZhuDu

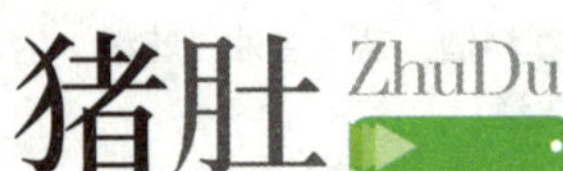

猪肚，又名猪胃。猪肚是猪杂中的主要补益原料，常用来煮粥、煲汤，有补虚健脾之效，于夏日食用也非常适宜。

对肾脏的补益

猪肚具有补虚损，益肾气，健脾胃，固精液，缩小便的功效，凡体弱遗精、夜间尿多者，适宜常吃猪肚。如《随息居饮食谱》说："猪肚甘温，补胃，益气，充饥，止遗精。虚弱遗精者，取猪肚一枚，入带心连衣红莲子，煮糜，杵丸桐于大，每淡盐汤下三十丸。"

贴心叮咛

❶ 选购猪肚时，应以有弹性，组织坚实，黏液较多，外表白色略带浅黄，内部无硬粒、硬块者为佳。颜色发绿，黏膜模糊，组织松弛、易破，有腐败恶臭气味的，为变质猪肚。

❷ 清洗猪肚时应多洗几次，放入即将烧开的水里，并勤翻动，在水未开时将其取出，然后去除猪肚内的污物。

❸ 将熟猪肚切条或块，放在碗里，加点汤水，放进锅里蒸，猪肚会涨厚一倍，又嫩又好吃。注意不能先放盐，否则猪肚就会紧缩。

❹ 猪肚与乳鸽一起煲汤，补肾效果更好。

专家推荐对症食疗方

火爆双脆

材料 净猪肚头、鸡胗各150克，水发玉兰片、豌豆尖各40克，姜片、蒜片、葱白段、泡椒段各适量。

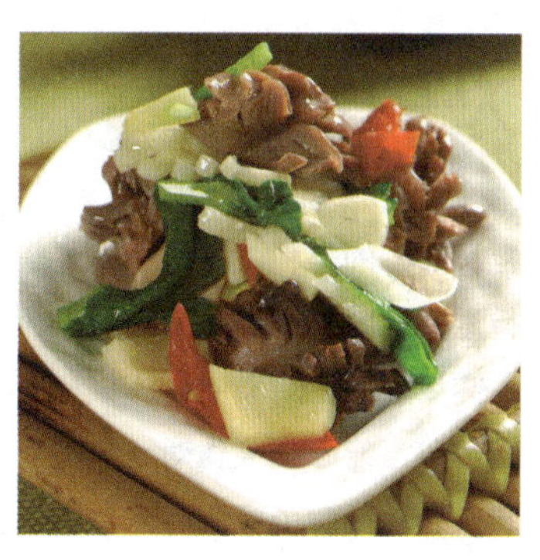

调料 植物油、盐、味精、胡椒粉、料酒、水淀粉、香油、鲜汤各适量。

做法

1. 猪肚头去油筋，切菱形状；鸡胗破成 4 块，每块划十字花纹。
2. 猪肚和鸡胗块用盐、料酒、水淀粉拌匀；玉兰片洗净，切薄片。
3. 油锅烧热，爆散猪肚头、鸡胗块，加入泡椒段、姜片、蒜片、葱白段、

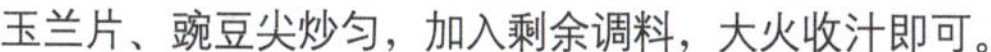

玉兰片、豌豆尖炒匀，加入剩余调料，大火收汁即可。

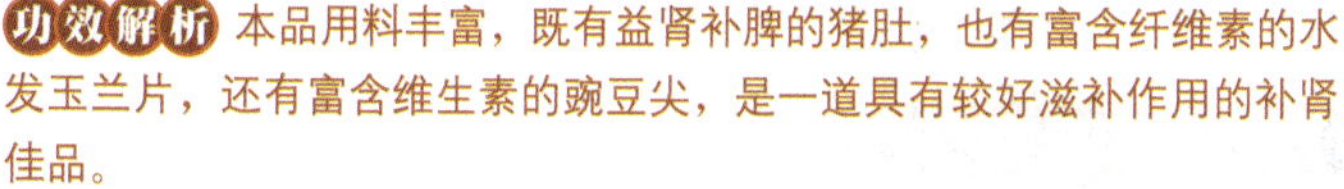

功效解析 本品用料丰富，既有益肾补脾的猪肚，也有富含纤维素的水发玉兰片，还有富含维生素的豌豆尖，是一道具有较好滋补作用的补肾佳品。

枸杞蒸猪肚

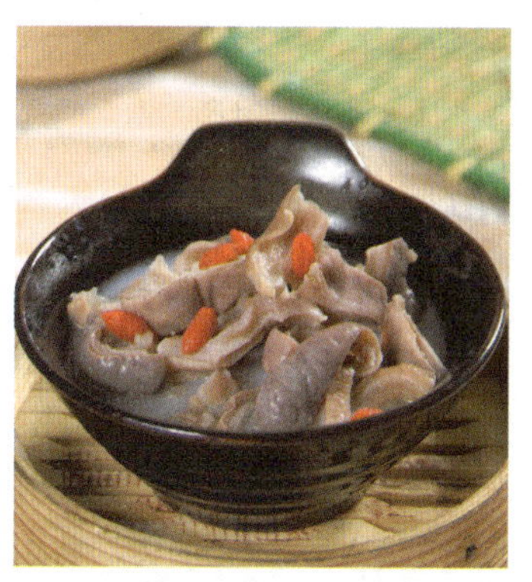

材料 鲜猪肚400克，枸杞子10克。

调料 盐、味精、高汤、植物油、料酒各适量。

做法

1. 猪肚洗净，切条，入沸水锅中焯烫，捞出，沥干水分；枸杞子洗净，沥干水分备用。
2. 将猪肚条放入碗内，加入高汤、盐、味精、植物油、料酒、枸杞子，上蒸锅蒸 30 分钟至猪肚熟烂即可。

功效解析 枸杞子滋补肝肾、益精明目，可用于虚劳精亏、腰膝酸痛、眩晕耳鸣、内热消渴、血虚萎黄、目昏不明等症状的治疗，与猪肚同用，补益效果更佳。

鸡肉 JiRou

鸡的肉质细嫩，味道鲜美，民间有“济世良药”的美称，冬季多喝一些鸡汤进行滋补，可以有效抵御寒冷，滋补养身，提高免疫力。鸡肉中含有较多的不饱和脂肪酸，能降低人体对不利健康的低密度脂蛋白胆固醇的吸收。鸡肉中的氨基酸种类多，而且消化吸收率很高，有增强体力、强壮身体的作用，对营养不良、畏寒怕冷、乏力疲劳、月经不调、贫血、虚弱等症有很好的食疗作用。

对肾脏的补益

鸡肉性温，味甘，有温中、益气、补精、添髓的作用。《日华子本草》中说："黄雌鸡，添髓补精，助阳气，止泄精。"故体弱气虚之人，遗精早泄者，食之颇宜。

贴心叮咛

❶ 老母鸡配伍通草煨汤，用于产妇缺奶者；鸡肉配伍山药煨食，用于妇女体弱带下清稀、频多者。

❷ 鸡肉宜与板栗同食，鸡肉可以补脾造血，栗子也能健脾，两者搭配，有利于人体吸收鸡肉的营养成分，增强人体的造血功能。

❸ 鸡肉不宜与铁剂同食，因为鸡肉中磷的含量较高，会影响对铁剂的吸收；鸡肉不宜与兔肉、鲤鱼、大蒜同食。

❹ 雌雄鸡功效有所不同，雄鸡属阳，温补力强，适宜阳气虚弱者食用；雌鸡属阴，可滋阴养血，适宜产妇、年老体弱及久病体虚者食用。

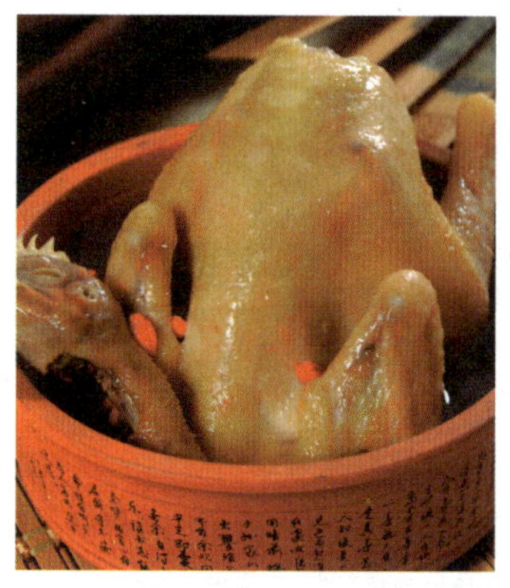

专家推荐对症食疗方

枸杞蒸鸡

材料 枸杞子15克，仔鸡1只，葱、姜各适量。

调料 盐、料酒、清汤、胡椒粉、味精各适量。

做法

1. 将仔鸡宰杀，洗净，放入沸水中焯透，捞出冲洗干净，沥干水分。
2. 将盐均匀地涂抹在鸡全身；葱洗净，切段；姜洗净，切片。
3. 将洗净泡发的枸杞子装入鸡腹内，鸡腹部朝上，放入有盖的盆里，加入葱段、姜片、清汤、料酒、盐、胡椒粉，将盆盖好，用湿绵纸封住盆口，上蒸锅蒸 2 小时。
4. 出锅后拣去姜片、葱段，再放入味精调味即可。

功效解析 枸杞子中的枸杞多糖有调节人体免疫功能、清除机体自由基、维护肾气旺盛的功效。

当归黄芪乌鸡汤

材料 乌鸡肉250克，黄芪20克，当归15克，枸杞子若干。

调料 料酒、味精、盐各适量。

做法

1. 乌鸡肉洗净，切块，加适量料酒、盐，腌渍 5 分钟。
2. 鸡肉块、当归、黄芪置于砂锅内，加入适量水，将砂锅置大火上煮沸，再转小火煮 30 分钟，加入枸杞子稍煮，加入盐、味精调味即可。

功效解析 本品具有气血双补，固肾调精的作用。适用于月经病气血不足、肾虚者，症见经期不准、经量少而色淡，神疲气短，多梦失眠，头昏腰酸，面色苍白等。

羊肉 YangRou

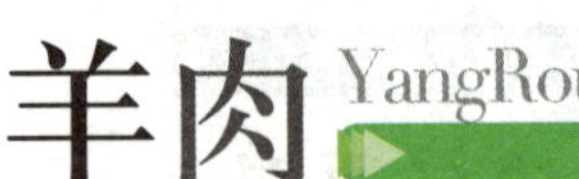

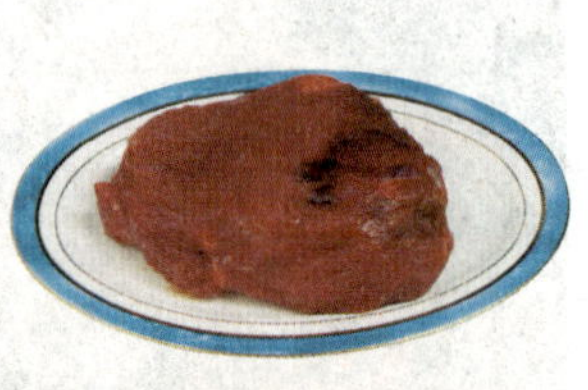

羊肉是冬季进补的佳品，其肉质细嫩，味道鲜美，古代医学认为“人参补气，羊肉善补形”。冬季进食羊肉，有进补和御寒的双重功效。

对肾脏的补益

中医认为，羊肉味甘不腻，性温不燥，能暖中驱寒、补虚健力、温补气血、益肾壮阳、开胃健脾、利肺助气、豁痰止喘、养胆明目，尤其适合虚劳怕冷、中气不足、月经不调、胎动不安、习惯性流产、产后腹痛、面色苍白者，且健康人食用也能保健强身，自古就被当作壮阳的佳品。羊肉中的钙、铁、磷含量丰富，而铁和磷在人体内利用率较高；羊肉中维生素以硫胺素、核黄素、烟酸含量较多，而且羊肉含糖量较低，是不可多得的补益佳品。冬天吃羊肉，不仅有利于补肾，还能补益气血，提高抗寒能力。

贴心叮咛

❶ 羊肉与海参配伍炖汤，用于虚劳体弱、阳痿者；羊肉与当归、生姜配伍炖汤，是有名的古代补血良方，用于气血两虚者；羊肉宜与豆腐配伍食用，豆腐中含有石膏，有清热泻火、解毒的作用，可以制约羊肉的温热之性。

❷ 羊肉不宜与首乌、半夏、菖蒲同食；不宜同醋食，醋性温，宜与寒性食物搭配。

❸ 发热、牙痛、口舌生疮等上火者，肝病、急性肠炎等感染性疾病者，高血压患者，平素阳气偏旺、肝火上炎者不宜多食。

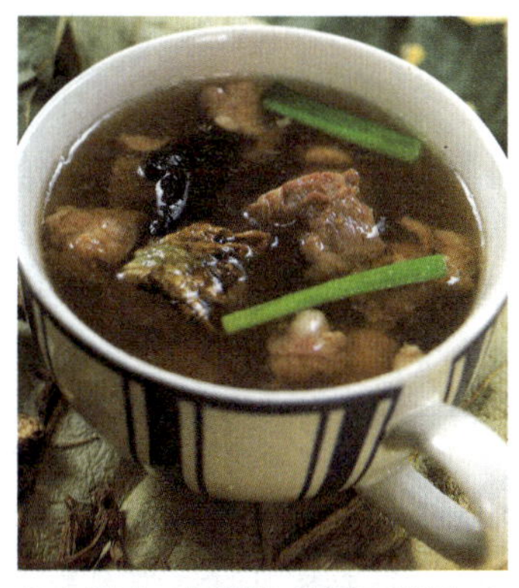

专家推荐对症食疗方

苁蓉羊肉汤

材料 净羊肉200克，肉苁蓉、续断各12克，绿豆5克，生姜适量。

调料 酱料、盐各适量。

做法

1. 将羊肉切块，放锅内加水煮，放绿豆煮沸 15 分钟，将绿豆和水一起倒掉，膻味即除。
2. 加清水、肉苁蓉、续断和酱料、生姜、盐烧沸，用小火煨至肉烂熟即可。

功效解析 本品滋肾助阳，驱寒壮腰，补益精血，健脾益肺。适用于男子阳痿遗精，女子不孕、白带清稀量多等症。也适用于体虚自汗、大便秘结、四肢畏寒、肺结核和体虚畏寒等症。喝汤吃肉。苁蓉羊肉汤属温热性药膳，适宜冬季服食。

当归生姜羊肉汤

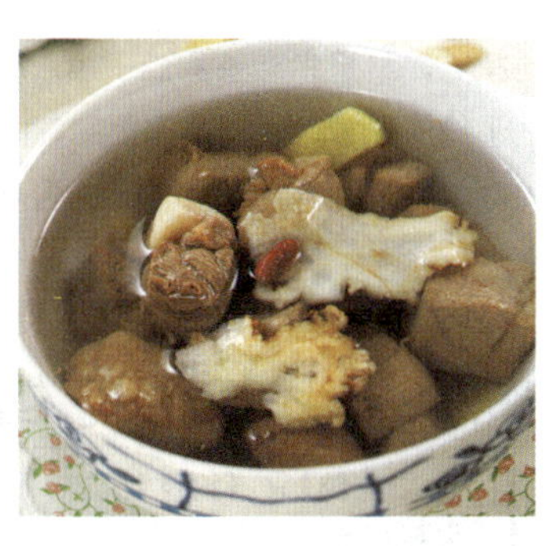

材料 当归30克，姜25克，羊肉（或牛肉、牛骨）250克。

调料 盐适量。

做法

将姜和羊肉分别洗净，姜拍松，羊肉切块，和当归一起加适量水共炖熟，加盐调味即可。

功效解析 当归可补血活血；羊肉是温补食物，可增进体力，改善新陈代谢，滋补肾气。本品具有温中补虚、温阳散寒的功效。适用于畏寒、肢冷自汗、面色淡白、小便清长、大便稀薄者。饮汤吃肉，冬季可常食用。但内热明显的人，应少食用。

鸽肉 GeRou

鸽肉在畜禽类动物的肉食中是最宜人类食用的，因为鸽肉是高蛋白、低脂肪且消化吸收率也很高的食物，尤其是维生素和矿物质含量比鸡、鱼、牛、羊肉都高，营养价值极高，既是名贵的美味佳肴，又是高级滋补佳品。古话有“一鸽胜九鸡”的说法。

对肾脏的补益

白鸽味甘、咸，性平，具有补益肾气、强壮性功能的作用。人们常把白鸽作为扶助阳气的强身妙品，这是因为白鸽的性激素分泌特别旺盛，繁殖力很强，性欲极强，雌雄交配很频繁，常食可改善性功能障碍、腰膝酸软、气短乏力、盗汗自汗，以及肾虚所致的脱发、白发和未老先衰等症。

贴心叮咛

❶ 煺鸽子毛有两种方法，一是宰杀鸽子后待其体温尚存，迅速拔净毛；二是将宰杀的鸽子放入60℃的热水中烫一下煺毛，注意由于鸽皮很嫩，水温不宜太高，以免烫破皮。

❷ 为最大限度地保存鸽子的营养成分，可进行清蒸或煲汤。

专家推荐对症食疗方

▶清蒸虫草白花鸽

材料 白花鸽1只（约重250克），冬虫夏草3克，水发香菇、笋各15克，火腿10克。

调料 香油、料酒、味精、盐、清汤各适量。

做法

1. 鸽子宰杀，去毛，剖腹，取出内脏，清洗干净，投入沸水锅略焯一下，

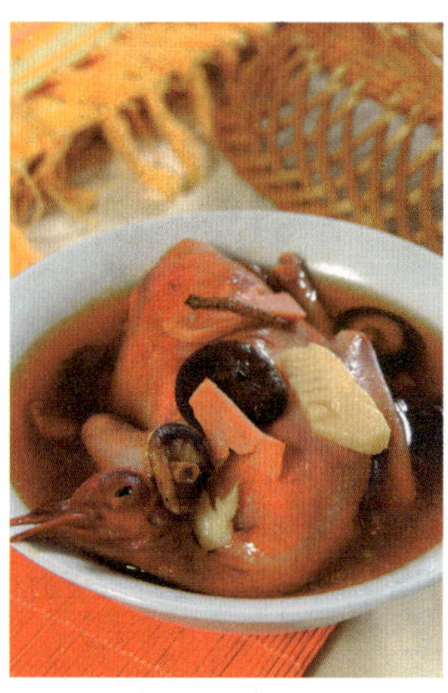

取出洗净血污。

2. 冬虫夏草洗净；香菇洗净；笋洗净，切片；火腿切片。

3. 把处理好的鸽腹向上，放在大碗内，将冬虫夏草、香菇、笋片、火腿片铺在鸽体上，加入适量料酒、盐和清汤，上锅蒸2小时左右，当鸽肉酥烂时，关火取出，加味精调味，淋香油即可。

功效解析 此菜有滋阴补肾之功效，是冬季滋补佳品。对于肾阴亏虚、阳痿、遗精、腰膝酸软、气短乏力、记忆力衰退、自汗盗汗和病后久虚等症有一定的食疗效果。

北杞炖乳鸽

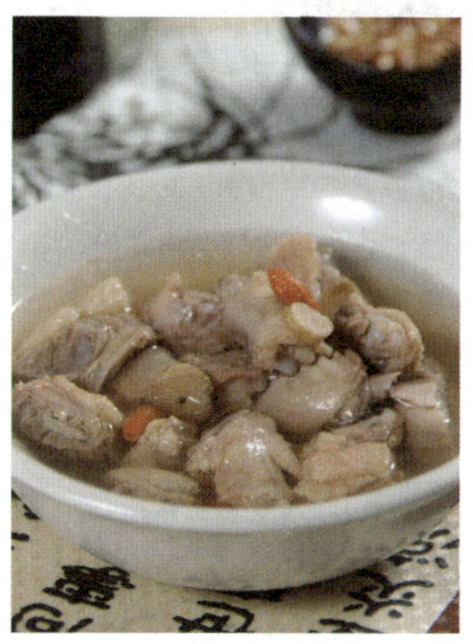

材料 北芪、枸杞子各30克，乳鸽1只。

调料 盐适量。

做法

1. 乳鸽宰杀，去杂毛、内脏，洗净备用。

2. 将乳鸽、北芪、枸杞子同放炖盅内，加适量水，隔水炖熟，加盐调味即可。

功效解析 北芪可补气固表；枸杞子可滋补肝肾、益精明目；乳鸽有益气养血、促进血液循环的功效。三味相合，可补益男子肾精，治疗阳痿、早泄、体倦乏力、自汗、心悸。喝汤吃肉，一般3日炖1剂，5剂为1个疗程。1个疗程即可见效。

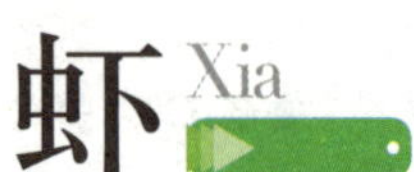

虾 Xia

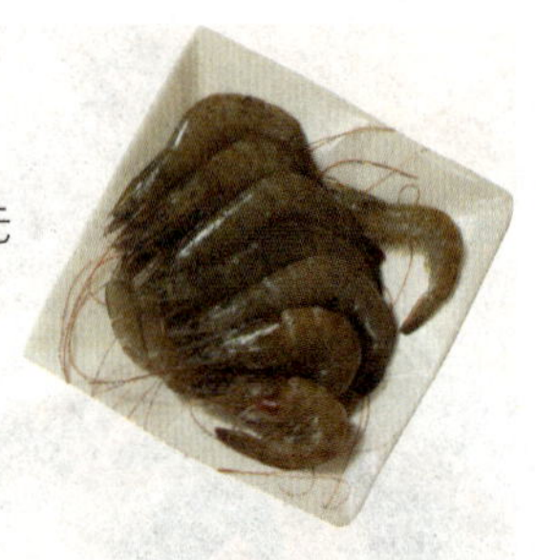

虾的肉质鲜嫩，味道鲜美，无腥无刺，且含钙量很高，是老幼皆宜的海鲜美味补品。根据来源不同，又可分为海水虾和淡水虾两类。

对肾脏的补益

虾味甘、咸，性温，有壮阳益肾、补精通乳、强身壮体之功。现代医学研究发现，虾还含有丰富的脂肪、氨基酸、磷、锌、钙、铁等营养素，还含有激素，有助于补肾壮阳。凡久病体虚、气短乏力、不思饮食者，都可将其作为滋补食品。

贴心叮咛

❶ 虾与韭菜配伍炒食，用于肾虚阳痿、遗精早泄、小便频数或尿失禁者；虾配伍猪蹄炖汤，用于产妇乳汁不足者。

❷ 虾不宜与狗肉、鸡肉、猪肉、鹿肉同食；虾不宜与维生素C同食，否则可生成有毒物质，对人体十分有害。

❸ 虾皮中的含钙量居众食品之首，孕妇经常食用可预防缺钙引起的抽搐及胎儿缺钙；老人常食，可预防缺钙引起的骨质疏松症。

专家推荐对症食疗方

腰果虾仁

材料 虾仁500克，腰果100克，鸡蛋2个（取蛋清），葱花、蒜片、姜末各适量。

调料 植物油、料酒、醋、淀粉、香油、盐、味精各适量。

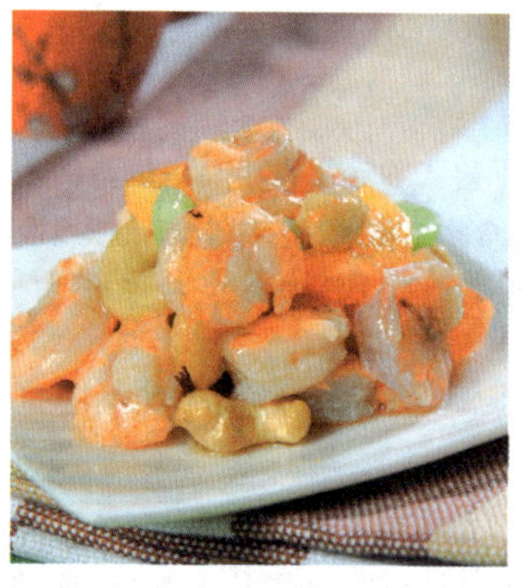

做法

1. 虾仁洗净，挑去沙线，加盐、醋、料酒、淀粉、鸡蛋清拌匀挂浆。
2. 锅置火上，加植物油烧至五成热时，倒入腰果，炸至金黄色且出香味，捞出沥油，再放入洗净挂浆的虾仁，滑开，停片刻捞出，沥油。
3. 锅内留余油，加葱花、蒜片、姜末爆香，再下过油的虾仁、炸好的腰果翻炒一下，加味精、香油调味，起锅装盘即可。

功效解析 虾肉能补肾壮阳、养血固精、益气滋阳；腰果能提高机体抗病能力、增进性欲，使体重增加；鸡蛋能补气，延缓衰老。对肾虚所致的阳痿、早泄、遗精、性欲降低、疲劳无力等症有很好的食疗作用。

米酒炒大虾

材料 对虾300克。

调料 米酒、植物油、盐、白糖、鸡精、香油、姜、葱各适量。

做法

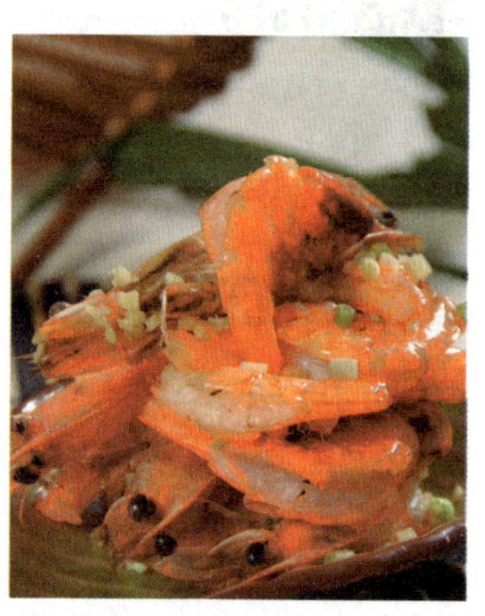

1. 将对虾剪去须、爪和尾，从头、背开口，取出沙包和沙线，洗净，放入米酒中浸泡15分钟取出；葱、姜洗净，用刀拍散，切成末。
2. 锅置火上，倒入植物油烧热，先下葱末、姜末炒香，下入用米酒腌渍好的虾段，大火炒熟，放入盐、白糖翻炒均匀，调入鸡精，淋入香油，起锅装盘即可。

功效解析 适用于肾阳不足引起的阳痿、早泄。但阴虚火旺者要谨慎食用，以免加重上火症状。

鹌鹑 AnChun

鹌鹑是一种头小、尾巴短、不善飞的赤褐色小鸟，鹌鹑肉是典型的高蛋白、低脂肪、低胆固醇食物，特别适合中老年人以及高血压、肥胖症患者食用。鹌鹑可与补药之王人参相媲美，被誉为“动物人参”。

对肾脏的补益

中医认为，鹌鹑肉可补五脏、益精血、温肾助阳。现代医学研究发现，鹌鹑肉含有多种无机盐、卵磷脂、激素和多种人体必需氨基酸。因此说鹌鹑的肉是很好的补品，有补益强壮作用，男子经常食用鹌鹑可增强性功能，并增气力、壮筋骨。

贴心叮咛

❶ 野生鹌鹑尾短翅长而尖，上体有黑色和棕色斑相间杂，具有浅黄色羽干纹，下体灰白色，味道较鲜美。

❷ 鹌鹑性味平和，诸无所忌，适量食之即可。

专家推荐对症食疗方

鹌鹑烩玉米

材料 鹌鹑3只，熟猪肉、松子仁各50克，玉米粒150克，鸡蛋1个（取蛋清），香菜叶适量。

调料 料酒、盐、味精、香油、胡椒粉、鸡汤、淀粉、植物油、水淀粉各适量。

做法

1. 将鹌鹑宰杀，去毛去杂，洗净；将鹌鹑肉切成小块；熟猪肉切成丁，盛入碗中，加入鸡蛋清、味精、盐及淀粉拌匀。

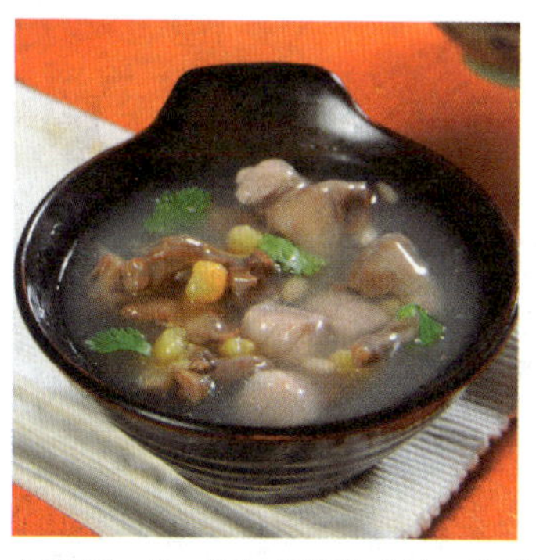

2. 松子仁用水煮熟，捞出沥干，入五成热的油锅中炸至金黄色捞出；将玉米粒煮至熟透，捞出。

3. 用鸡汤、盐、香油、胡椒粉和水淀粉调成芡汁待用。

4. 锅烧热放入植物油，待油烧至四成热时，下切好的鹌鹑块、猪肉丁，过油后捞出沥干油。

5. 锅内留底油烧热，倒入玉米，下入过油的鹌鹑块、猪肉丁翻炒匀，加料酒、盐，再加调好的芡汁，烧沸后加入香油、味精调味，起锅装碗，撒上松子仁、香菜叶即可。

功效解析 本品具有养血滋阴、利益肝肾的作用。适宜于肾虚患者，如男子阳痿早泄、女子月经不调、性欲减退、腰膝酸痛、视物不清、血虚乏力及老年虚弱等症。

杞精炖鹌鹑

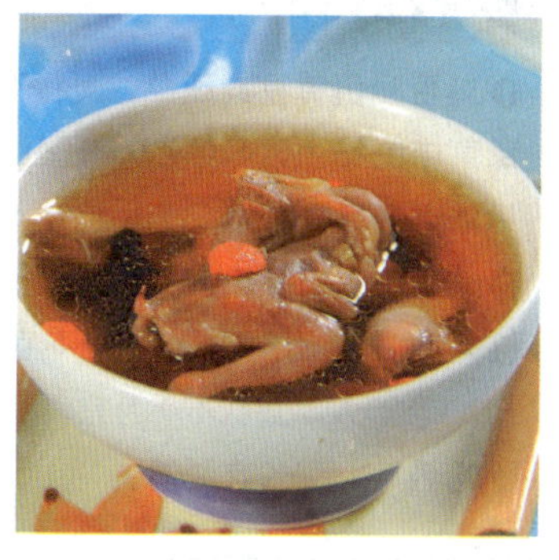

材料 鹌鹑1只，枸杞子、黄精各30克。

调料 盐、味精各适量。

做法

1. 将鹌鹑宰杀，去毛及内脏，洗净，再将枸杞子、黄精分别洗净，装入鹌鹑腹内待用。

2. 蒸锅置火上，加入适量清水，把装好枸杞子、黄精的鹌鹑，腹部朝上，置入锅中；锅置火上，大火烧沸后，再小火炖至鹌鹑肉酥；取出加入适量盐、味精调味即可。

功效解析 鹌鹑肉含有大量的优质蛋白质、激素和多种人体必需的氨基酸，是典型的低脂肪、低胆固醇食物，与补肾益精的枸杞子和黄精同烹，适合中老年肾虚者食用，可延缓衰老。

鸡蛋 JiDan

鸡蛋几乎含有人体所需要的所有营养物质，故被人誉为“理想的营养库”。鸡蛋中的蛋白质约占10%～15%，其中4%在蛋黄中，这些蛋白质是天然食品中最优秀的蛋白质，且极易被人体吸收。

对肾脏的补益

中医认为，鸡蛋是滋阴养血的食物，能够入肾填精，帮助性生活后迅速恢复体力。现代医学研究发现，鸡蛋中含有的大量优质蛋白质，可消除性生活后的疲劳感，且在体内可转化为精氨酸，提高男性精子质量，增强精子活力，同时还能促进女性处女膜破裂后的愈合。

贴心叮咛

❶ 鸡蛋配伍黄豆或蔬菜，可提高大豆蛋白的吸收率和补益功效，蔬菜中的维生素C可弥补鸡蛋的不足；鸡蛋与阿胶配伍，用于病后体虚、目昏眩晕、产后乳汁不足者。

❷ 鸡蛋不宜与鳖肉、兔肉、鲤鱼、糯米同食。

❸ 鸡蛋的胆固醇含量高，不宜多吃，每天食用最多不要超过2个，老年人以每天1个为宜，若有血脂异常或肝炎的病人，最好不吃蛋黄，可多吃蛋清。

专家推荐对症食疗方

花生仁枸杞炒蛋

材料 鸡蛋3个，枸杞子、去皮花生仁各20克，麦冬15克，猪瘦肉丁50克。

调料 盐、水淀粉、植物油各适量。

做法

1. 鸡蛋打散，用热植物油炒至凝结成块，盛出；枸杞子洗净，用温水泡涨；麦冬洗净煮熟，切丁。
2. 锅置火上，倒油烧热，倒入花生仁炸香，捞出沥油；猪肉丁放入盐、水淀粉上浆。
3. 锅置火上，放植物油，烧至六成热，下入肉丁炒熟，再放入麦冬、枸杞子、鸡蛋，翻炒入味，水淀粉勾芡，收汁后装盘，再撒入炸香的花生仁即可。

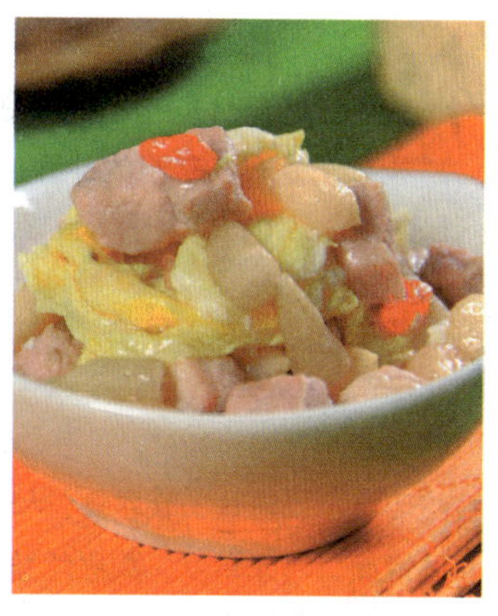

功效解析 本品中枸杞子、鸡蛋、花生仁都是补肾填精的绝好食材，几味同烹，有滋阴潜阳、补益气血的作用，适用于肾虚引起的腰膝酸软、血虚乏力者食用。

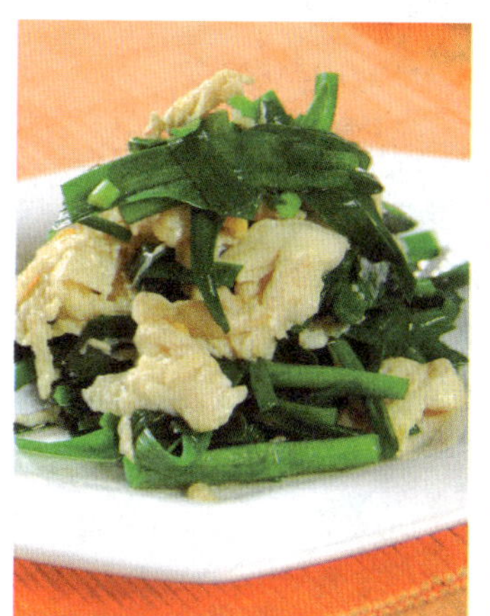

韭菜炒鸡蛋

材料 韭菜300克，鸡蛋3个。

调料 盐、料酒、植物油各适量。

做法

1. 将韭菜择洗干净，沥干水分后切成3厘米长的段；鸡蛋打入碗内，加料酒、盐搅打均匀。
2. 炒锅置火上，倒植物油烧至五成热，倒入鸡蛋液炒成块盛出。
3. 锅内再放植物油烧热，倒入韭菜煸炒，待韭菜断生，迅速倒入炒好的鸡蛋翻炒几下即可。

功效解析 本品具有养血滋阴，益肝肾的作用。适用于肝肾不足、视物不清、腰膝酸软、血虚乏力及老年虚弱者食用。

枸杞子 GouQiZi

枸杞子是一味常用的补肝益肾中药，色鲜红，其味香甜，如今已纳入食品范围。对于肾虚之人，枸杞子是最有效的补益妙药，多吃可延年益寿。

对肾脏的补益

枸杞子性平，味甘，具有补肾养肝、益精明目、壮筋骨、除腰痛、和血润燥、泽肤悦颜，培元乌发、久服能益寿延年，是提高男女性功能的健康良药。可用于治疗肝肾阴虚、头晕目眩、遗精阳痿、面色暗黄、须发枯黄、腰膝酸软、阴虚劳嗽、老人消渴等症。尤其是中老年肾虚之人，食之最宜。如《本草经疏》中说："枸杞子，为肝肾真阴不足，劳乏内热补益之要药。老人阴虚者十之七八，故服食家为益精明目之上品。"

贴心叮咛

❶ 枸杞子以外观有光泽、颗粒红色饱满、口味甜中带鲜者为佳。

❷ 正在感冒发热、身体有炎症、腹泻的人最好别吃。

❸ 平时脾虚便溏、久泻久痢者不宜多食。

❹ 枸杞子有兴奋性神经的作用，故性欲亢进者不宜服用。

专家推荐对症食疗方

核桃枸杞粥

材料 核桃仁、枸杞子各50克，大米250克。

调料 白糖适量。

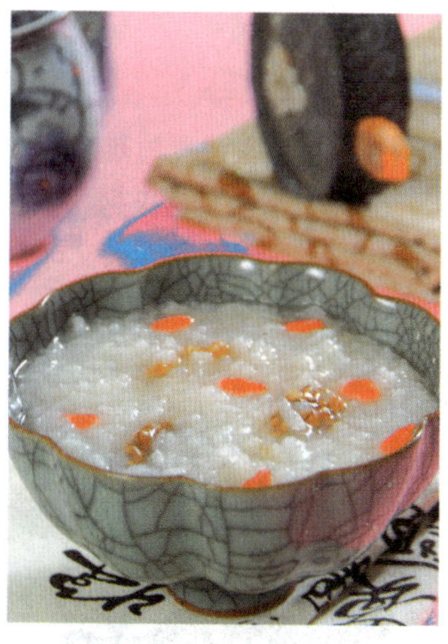

做法

1. 枸杞子去杂质，洗净；核桃仁洗净，掰成小块；大米淘洗干净，用凉水浸泡 2 小时左右，捞出沥干。
2. 锅置火上，加入泡好的大米，加适量清水，大火煮沸后，加入核桃仁、小火熬煮 40 分钟，加入枸杞子继续熬煮 10 分钟，成粥后，加白糖调味即可。

功效解析 本品具有补肾壮阳、健脾益气之功效，适于脾肾两亏型骨质疏松症患者食用。

五子补肾茶

材料 菟丝子、枸杞子各250克，覆盆子125克，车前子60克，五味子30克。

做法

1. 将菟丝子、枸杞子、覆盆子、车前子、五味子共研为细末。
2. 将药末调匀，分成每剂 10 克，沸水冲服即可。

功效解析 此饮品中的几味中药材都有益肾壮阳的效果，有扶阳固涩的作用。对男子精子异常、存活率不高而影响生育者具有较好疗效；也适用于男女久不生育、遗精、阳痿、早泄、小便后余沥不尽等症。每日 2 剂，以沸水冲泡，代茶饮服。持续服用 3 个月。

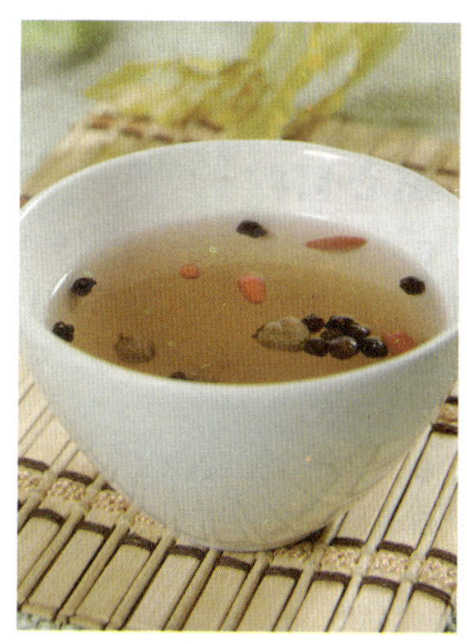

何首乌 HeShouWu

何首乌营养极为丰富，所含的人体必需氨基酸量与西洋参相近，而且还富含维生素、磷脂和微量元素等，营养价值极高。它与灵芝、人参、冬虫夏草历来并称“四大仙草”，是既可入药又可食用的一味中药材。

对肾脏的补益

何首乌性微温，味苦甘涩，有补肝肾、益精血的作用，凡肾虚遗精早泄、须发早白，或腰膝软弱、筋骨酸痛，或男子遗精，女子带下者，皆宜食之。明代药学家李时珍认为：“何首乌气温味苦涩，苦补肾，温补肝，能收敛精气，所以能养血益肝，固精益肾。”《何首乌录》说它“益精，益气力”。《滇南本草》称它能“涩精，坚肾气”。《本草汇言》也有“何首乌性善收涩，其精滑者可用”的记载。

贴心叮咛

❶ 一般人均可食用，每次15~30克。

❷ 何首乌润肠通便，脾虚便溏者不宜食用。

❸ 何首乌忌与猪、牛、羊、鸡、鸭等诸血同食，也忌与葱、蒜、萝卜同食。

❹ 煲何首乌忌用铁器。

❺ 有肝病史或者其他严重疾病的患者，需在医生指导下服用何首乌。

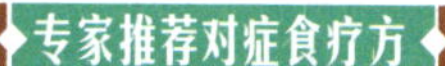

何首乌煮鸡蛋

材料 何首乌100克，鸡蛋2个，葱、姜各适量。

调料 盐、料酒、味精各适量。

做法

1. 何首乌洗净，切成长方块；鸡蛋外壳擦洗干净；葱洗净，切段；姜洗净，切片。
2. 把鸡蛋、何首乌放入锅内，加适量水，再放入葱段、姜片、盐、料酒、味精，将锅置大火上，煮沸后转小火煮 10 分钟至蛋熟透。
3. 取出煮熟的鸡蛋，去壳后，再放入原来的汤水中，小火再煮 5 分钟即可食用。

功效解析 何首乌有补肝肾、益精血、抗早衰的药效。此菜利其药效，食用此鸡蛋可以补精血亏虚，对于头晕眼花、须发早白、腰酸脚软、遗精、崩漏带下等症也有一定的食疗效果。

首乌炖猪肝

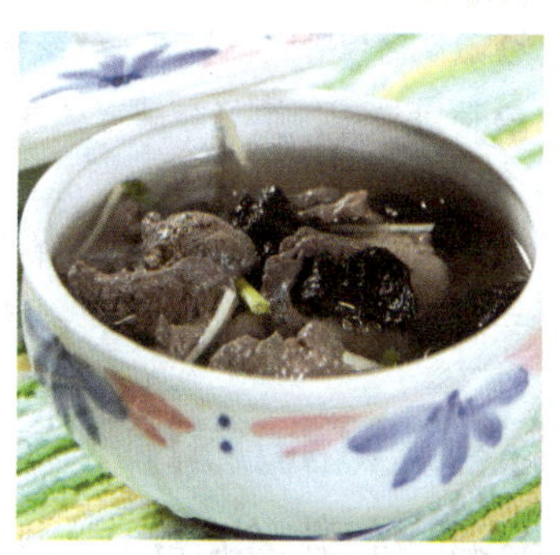

材料 鲜猪肝500克，何首乌50克，葱段、姜丝、蒜末各适量。

调料 盐、料酒各适量。

做法

1. 将何首乌洗净切片，放入砂锅内，加水 500 毫升，用小火熬成汤汁备用。
2. 将猪肝洗净，入沸水略焯后捞出，下入熬好的汤汁中，加入葱段、姜丝、蒜末、盐、料酒，小火炖 20 分钟即可。

功效解析 何首乌对肾功能不全有良效，可以弥补肾功能不足。与猪肝同炖，能缓解肾虚带来的疲劳。

荷叶 HeYe

荷叶，即莲的叶子，有清热、解暑、开胃、止血等功效。荷叶可制作出时令佳肴，如取鲜嫩碧绿的荷叶用来包鸡、包肉，蒸后食用，风味别致、清香可口，有增进食欲之效，是炎炎夏日不可多得的一味良药。

对肾脏的补益

荷叶性平，味苦涩，能利湿消肿、升阳轻身、散瘀止血。明代药学家李时珍认为，荷叶能“涩精液”。《本草图解》中记载：“荷叶止血固精。”《现代实用中药》载：荷叶“用于男子遗精或夜尿证”。梦遗滑精可将荷叶30克研末，每服3克，每日早晚各1次，热米汤送服，轻者1～2次，重者3次即可治愈。

贴心叮咛

❶ 选购时以叶大、整洁、色绿者为佳。

❷ 荷叶性凉，孕妇与脾胃虚寒者不宜食用，女性生理期也不宜食用。

❸ 烹制药膳时，如果没有新鲜的荷叶而用干荷叶时，要用小纱布袋将其装好，以免碎渣太多，影响食物的口感。

专家推荐对症食疗方

▶荷叶乳鸽片

材料 乳鸽（宰后处理干净）4只，鲜荷叶1张，水发冬菇60克，熟瘦火腿15克，姜片适量。

调料 胡椒粉、盐、白糖、蚝油、水淀粉、植物油、香油各适量。

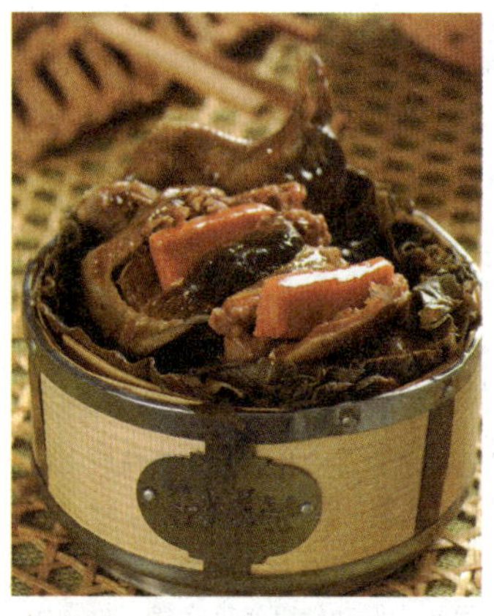

做法

1. 将鸽片和鸽头、鸽翅放入瓦钵内，用姜片、蚝油、盐、香油、白糖、胡椒粉及水淀粉拌匀，再放植物油拌匀，放于长碟中。
2. 荷叶用沸水泡一下，洗净，抹干水，放在碟子上，将鸽片、冬菇片、火腿片互相间隔，分三行排在荷叶上，鸽头、鸽翅放上面，用棉线扎紧裹成长方形，入笼中火蒸 15 ~ 20 分钟取出，去棉线即可。

功效解析 本品中乳鸽味咸、性平，有滋补肝肾之作用，对肾虚体弱、心神不宁、体力透支者均有良效。与清热解毒的荷叶同食，能帮助肾脏排毒。

绿豆莲子荷叶粥

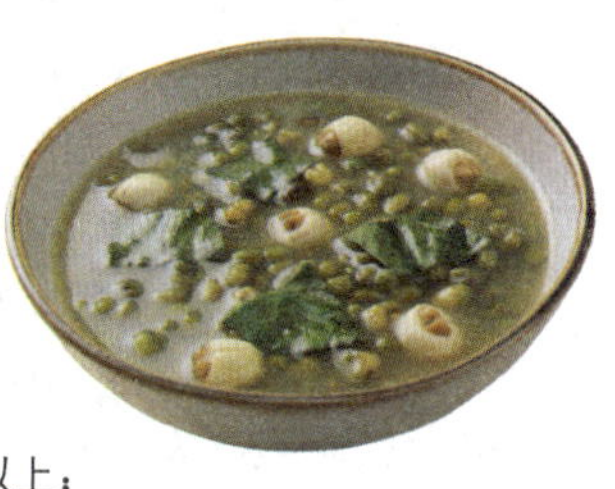

材料 绿豆150克，莲子50克，荷叶1张。

调料 冰糖适量。

做法

1. 将绿豆淘洗干净后，用清水泡 2 小时以上；莲子洗净泡好；荷叶洗净，切块。
2. 锅中倒入适量清水，放入绿豆煮沸，放入莲子，再次煮沸后，改小火熬煮成粥，放入荷叶块烧煮。
3. 食用时，加入适量冰糖调味即可。

功效解析 本品中绿豆清热解毒；莲子对脾虚腹泻、小便淋浊、妇女带下、肾虚遗精、尿频、虚烦不眠等有良效；荷叶清凉解热。三味合用，对肾脏解毒功能减弱有很好的疗效。

有损肾脏的食材黑名单

鹅肉	鹅肉为大发之物，多食易令人发痼疾。肾脏病多为顽症，食之可使病情加重。鹅蛋性同鹅肉，也属发物，应忌食。
螃蟹	螃蟹性大凉，属于发物，可诱发病情。急性或是慢性肾脏病患者，均应忌食。
黄鱼	黄鱼又称石首鱼、黄花鱼。性平，味甘，为发物食品。可动风发气，起痰助毒，容易诱发或加重病情，肾脏病患者切忌多食。
带鱼	带鱼富含蛋白质，急性肾炎患者若过多食用，可使蛋白质在体内代谢后产生的废物在体内潴留过多，易引发尿毒症。
辣椒	辣椒中含有的辣椒素通过肾脏排泄，可损害肾实质细胞，严重者还会引起肾功能改变，甚至出现肾功能衰竭等症状。故肾病患者不宜食用辣椒。
菠菜	菠菜性凉，也属发物食品，多食发疮。部分肾脏患者吃菠菜后，可见到尿内管型或盐类结晶增多，尿色变混。因此，肾脏病患者应忌食或谨慎食菠菜。
竹笋	竹笋性凉、味甘，能清热利水，但因其含有较多的难溶性草酸钙，对慢性肾炎及肾功能不全者不利，故应忌食。
白酒	白酒性辛烈苦温，可蕴湿生热。肾脏病患者饮之，会加重病情。因此，无论急性或慢性肾脏病人，均不宜饮用。
食盐	食盐性寒、味咸。咸走肾，肾脏病患者切勿过食咸。尤其是急性肾炎水肿与血浆蛋白低下的慢性肾炎病人，更应忌吃盐，以防引起水钠潴留，加重水肿症状。
香蕉	香蕉性寒，含钾量较多，多吃香蕉会引起血钾增高，加重病情，对急性和慢性肾脏病人不利。
杨桃	杨桃中的某种成分可使尿毒症患者体内产生神经毒性，造成神经系统障碍，出现意识不清及肢体麻木等症状。故肾功能不全患者需禁食杨桃。
哈密瓜	哈密瓜虽营养丰富，却富含钾元素，肾病患者若过多食用，可使病情加重。

菠萝	菠萝中富含菠萝蛋白酶，能溶解纤维蛋白和酪蛋白。肾病患者若过多食用易加重病情。
樱桃	樱桃含钾量很高，肾病患者若食用过多，易患高血钾，使调节水分和电解质的功能丧失，从而导致少尿和水肿症状，加重病情。
葵瓜子	葵瓜子中含有不饱和脂肪酸，肾脏病人若多食会影响肝功能，易发胖，还会加重病情。
松花蛋	松花蛋含有铅，易使人中毒。肾脏病人若食之，更会使病情加重。
味精	味精中含有谷氨酸，加热变焦化谷氨酸，易致癌。肾脏病人若食之，对病情不利。
猪肝	猪肝中含有丰富的胆固醇，是所有动物内脏中含量最高的。肾脏病患者若过多食用，对病情极为不利。
烤牛羊肉	烤牛羊肉中含有苯并芘，易致癌。肾脏病人若食之，对病情十分不利。
臭豆腐	臭豆腐中含有硫化氢，可损坏脏器。
油条	炸油条用的明矾中含有铝，易损坏肾脏，影响脑细胞，从而导致老年痴呆。肾脏病人若过多食用，会使病情加重。
咸月饼	咸月饼中磷含量偏高，磷是慢性肾脏病患者的大敌，若过多吃含磷食物，易引起高血磷症。长期食用可造成骨骼病变、血管硬化，急性发作时易致心律不齐、猝死。
豆制品	糖尿病患者死亡的主要并发症是糖尿病肾病，当病人有尿素氮潴留时，不宜食用豆制品。
羊肝	羊肝是高蛋白食物，急性肾炎患者若过多食用，易导致非蛋白氮潴留，发生尿毒症，加重病情。
牛奶	牛奶为含蛋白质丰富的食品，肾脏病患者若过多食用，会加重肾脏负担，损害肾功能，对疾病的恢复十分不利。

健康养肾特效穴位按摩

养肾按摩的注意事项

❶ 按摩前要将有碍操作的物品预先摘掉，如戒指、手表、手镯、手链、项链等。

❷ 按摩前要注意清洁双手，要修整指甲、热水洗手，并且在按摩前要搓热双手，以免手太凉而导致被按摩者感到不适。

❸ 按摩要在环境安静、空气流通、温度适宜的室内进行。

❹ 使用按摩器时应注意循序渐进，初次使用时，最好先试10分钟，如果身体没有出现什么不适感，再适当延长按摩时间，每次以20分钟为宜，最多不能超过30分钟。

❺ 如果被按摩者情绪不稳定，如处于大怒、大喜、大恐、大悲等情绪激动的情况下，要等被按摩者情绪恢复平静后再进行按摩，不要以为按摩可以安抚其情绪而立即对其进行按摩。

❻ 不要吃过饭后立即进行按摩，应在饭后2小时后再进行。

❼ 在进行腹部、肾区按摩时，应先提前排空小便，以免在按摩时导致尿失禁。

❽ 在按摩时，应宽衣松带，保持全身肌肉放松，呼吸自然，尤其是在对四肢、躯干、胸腹按摩时，以提高按摩的效果。

❾ 在进行按摩时应根据部位选择不同的按摩手法，如当按摩面积较大的部位时，可用大鱼际或手掌部进行按摩；当按摩面积狭小的部位，可用手指指腹按摩。

❿ 在按摩时容易入睡，没有进行按摩的部位要盖好，以防着凉。

⓫ 按摩时应注意控制时间，每次以20～30分钟为宜，每日可做1～2次，按摩次数以12次为一疗程。

⓬ 在进行按摩时应注意掌握节奏，采取循序渐进的方法进行，可由少至多，由轻至重，由慢至快，由浅入深，量力而行。

特效穴位按摩

massage.01

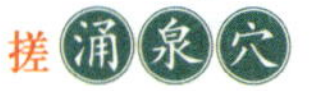

搓涌泉穴

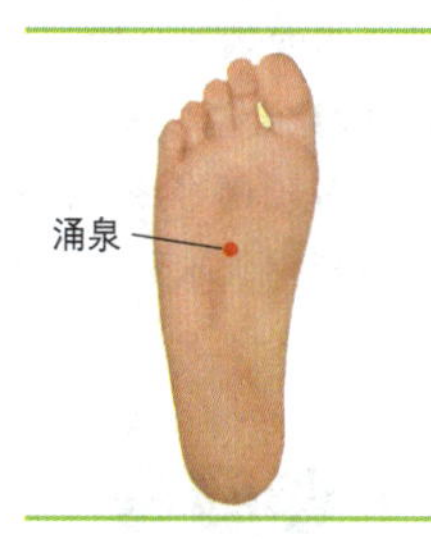

【位置】将脚底弓起，脚掌前中 1/3 凹陷处。

【按摩方法】被按摩者先以温水泡脚后仰卧，按摩者用双手握脚，用大拇指从足跟向足尖搓涌泉穴约 1 分钟，然后按揉约 1 分钟，以局部有酸胀感为佳。

【功效】涌泉穴直通肾经，经常按摩涌泉穴，可益精补肾，强身健体，防止早衰，并能疏肝明目，促进睡眠，对肾亏引起的眩晕、失眠、耳鸣、咯血、鼻塞、头痛等有一定的疗效。

massage.02

掐揉腰眼穴

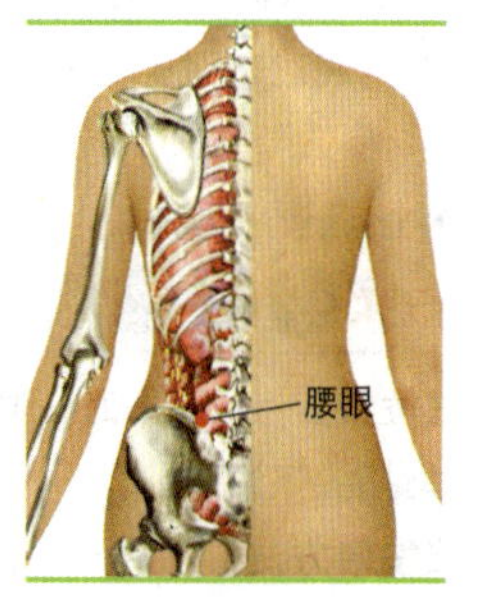

【位置】腰部，第 4 腰椎棘突下旁开 4 横指稍宽处，左右各一穴。

【按摩方法】被按摩者俯卧，按摩者用两手拇指按压腰眼穴 1 分钟，再顺时针方向按揉 1 分钟，然后逆时针方向按揉 1 分钟。

【功效】腰为肾之府，常做腰眼按摩，可治疗腰背酸痛、腰肌劳损、腰部冷痛、急性腰扭伤、腰椎间盘突出症、腰椎管狭窄症等。

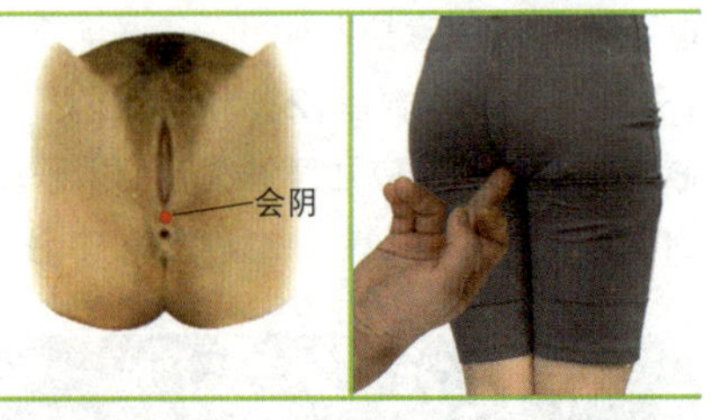

massage.03

点按会阴穴

【位置】会阴部，男性在阴囊根部与肛门连线的中点，女性在大阴唇后联合与肛门连线的中点。

【按摩方法】被按摩者仰卧，大腿稍微张开，按摩者用中指顺时针点按会阴穴约 2 分钟，然后逆时针方向点按约 2 分钟。

【功效】会阴穴是人体任脉上的要穴。此法培补元气，燮理阴阳，久练可有疏通经络、滋阴补肾，对子宫疾患、不孕不育症、遗精、小便不利、遗尿有良好的防治功效。

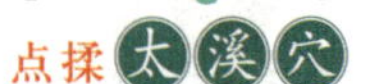

massage.04

点揉太溪穴

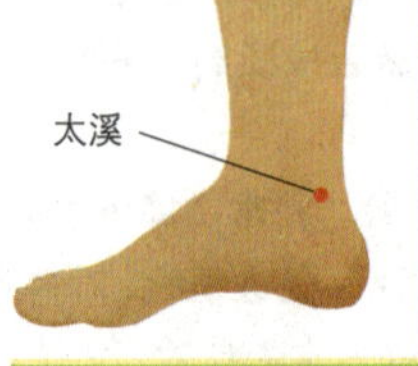

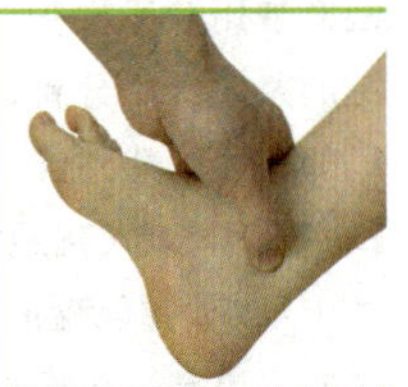

【位置】内踝正后方凹陷中。

【按摩方法】按摩者用手握住被按摩者踝部，用拇指点压太溪穴约 1 分钟，然后顺时针方向按揉 1 分钟，逆时针方向按揉 1 分钟，以局部有酸胀感为佳。

【功效】太溪穴是一个大补穴，凡是肾虚引起的各种症状，如腰酸、头晕、耳鸣、脱发、牙齿松动、哮喘，以及性功能减退、习惯性流产，都可通过刺激此穴来进行改善。

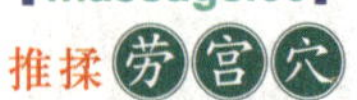

massage.05

推揉劳宫穴

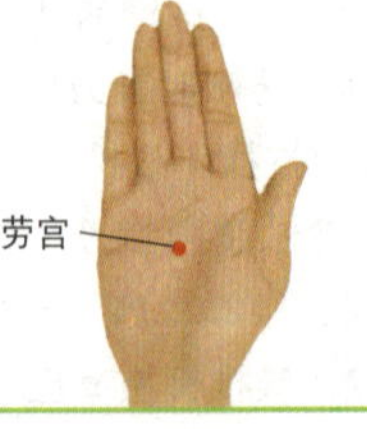

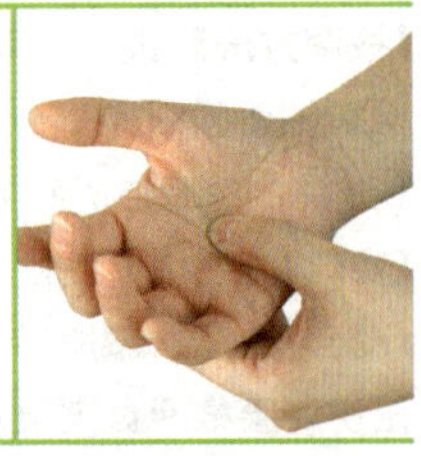

【位置】手握拳时，中指指尖下即是。

【按摩方法】用一手拇

指按于劳宫穴，前后、左右方向各推揉劳宫穴 2 分钟，左右手交替，以局部有酸胀感为佳。

【功效】推揉劳宫穴不仅有强肾的作用，还对因肾虚引起的头痛有很好的缓解作用。

massage.06

按揉肾俞穴

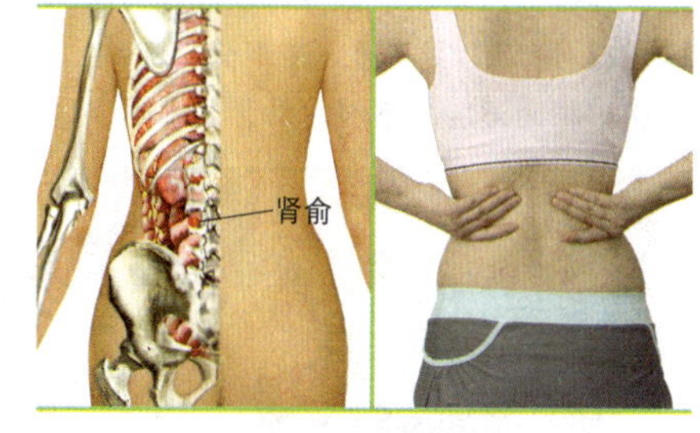

【位置】腰部，第 2 腰椎下旁开 2 横指宽处，左右各一穴。

【按摩方法】取坐位或立位，双手中指按于两侧肾俞穴，用力按揉 30　50 次；或握空拳揉擦穴位 30　50 次，擦至局部有热感为佳。

【功效】治疗腰酸腿痛、腰肌劳损、腰椎间盘突出症、下肢肿胀、全身疲劳、月经不调等。

massage.07

掐揉关元穴

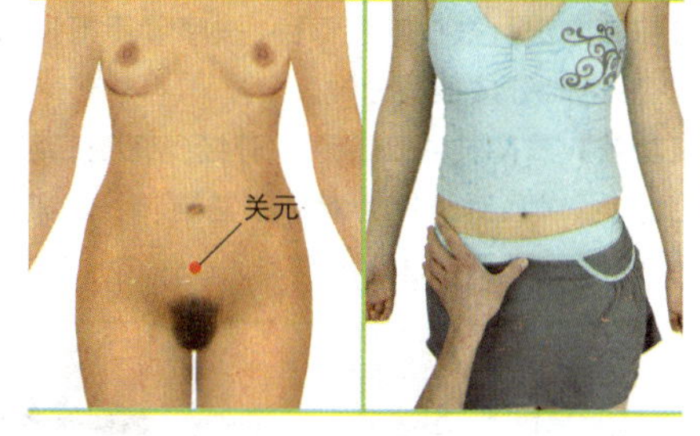

【位置】从肚脐到耻骨上方画一线，将此线 5 等分，从肚脐往下 3/5 处取穴。

【按摩方法】被按摩者仰卧，按摩者站于一旁，用拇指点按关元穴 1 分钟，以局部有酸胀感为宜。

【功效】治疗性欲亢进或减弱、低血压、四肢不温、神经衰弱、失眠症、遗尿、尿频、月经不调、痛经、闭经、遗精、阳痿等。

massage.08

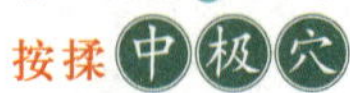

按揉中极穴

【位置】把肚脐和耻骨联合连线 5 等分，耻骨联合上 1 等分处。

【按摩方法】取仰卧位或坐位，先用食指或中指顺时针方向按揉中极穴 2 分钟，再点按半分钟，以局部有酸胀感为宜。

【功效】治疗小便不通、带下病、闭经、月经不调、月经来潮前小腹冷痛、颜面浮肿、下肢水肿。

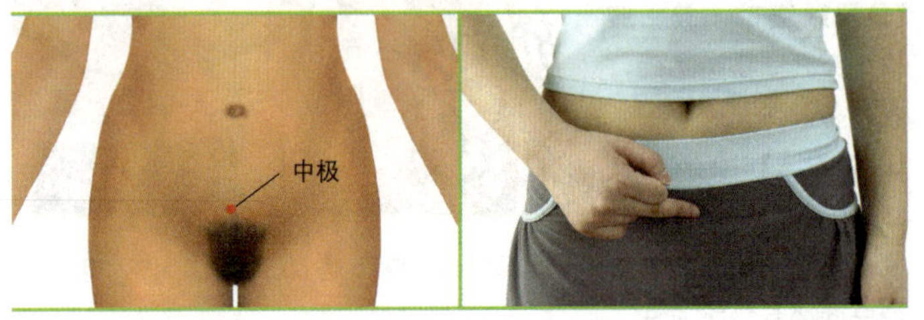

massage.09

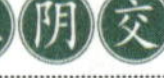

掐揉三阴交

【位置】小腿内侧，内踝尖直上 4 横指，骨后缘处。

【按摩方法】被按摩者仰卧，按摩者用拇指顺时针按揉三阴交 2 分钟，然后逆时针按揉 2 分钟。

【功效】三阴交穴是肝经、脾经、肾经三条阴经交会之处，经常按摩此穴可增强男子性功能，改善遗精、阳痿、阴茎痛、小便不利、睾丸缩腹等男子性功能障碍。

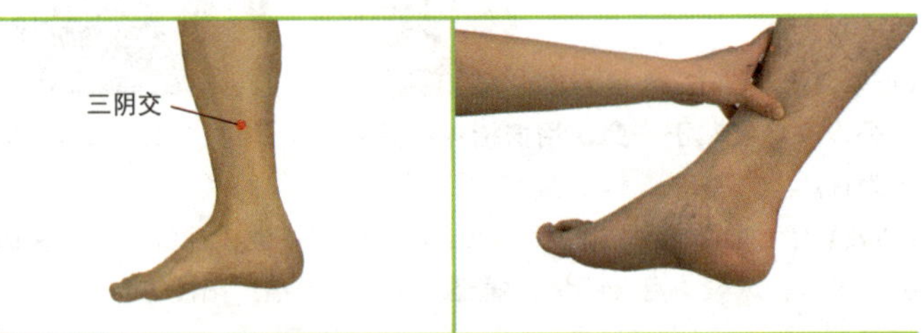

massage.10

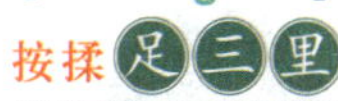

按揉足三里

【位置】胫骨外侧，在膝眼下方约 4 横指宽处。

【按摩方法】取坐位，用双手拇指按于两侧足三里穴，其余 4 指附于小腿后侧，顺时针方向按揉 2 分钟。

【功效】属足阳明胃经，乃一强身要穴，有“治痿独取阳明”之说。故经常按摩该穴具有强肾作用。

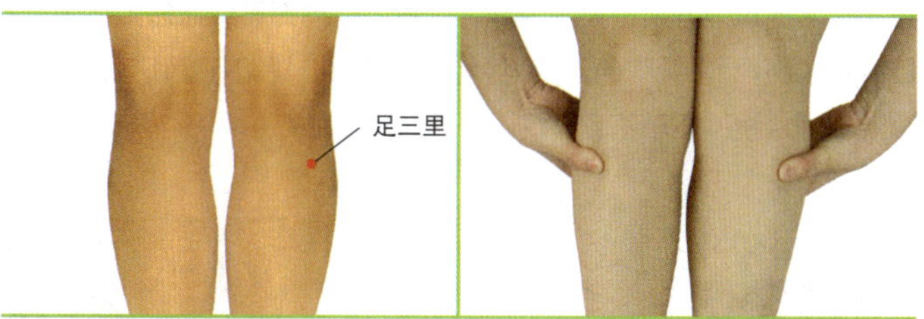

massage.11

揉擦大椎穴

【位置】第 7 颈椎棘突下，约与两肩峰相平（也可正坐低头，手按颈项部骨突最高点处下缘即是）。

【按摩方法】先左手后右手，4 指并拢放于颈项部，反复斜擦大椎穴 30　50 次，若擦后局部发热，则效果最佳。

【功效】大椎穴为督脉本经穴，又为诸阳之会。按摩此穴可调整督脉气血，补充人体阳气。肾中元阳充盛，就可以保持强有力的抗病能力。

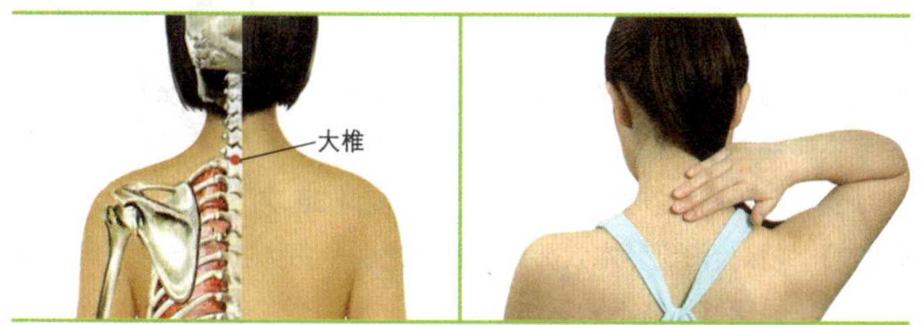

massage.12

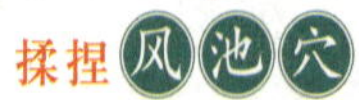

揉捏风池穴

【位置】颈后两侧枕骨下方，发际的两边大筋外侧凹陷处。

【按摩方法】被按摩者坐位，按摩者在被按摩者头后，一手扶住被按摩者前额，另一手用拇指和食指分别置于被按摩者的风池穴处，揉捏半分钟左右，以局部有酸胀感为佳。

【功效】具有壮阳益气的作用，经常按摩可改善肾阳不足所致的阳痿、早泄、性冷淡、不孕不育。

massage.13

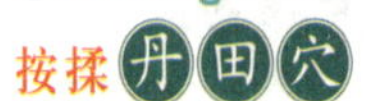

按揉丹田穴

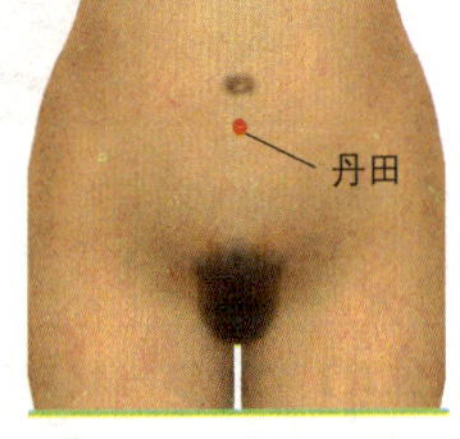

【位置】位于肚脐下 1 ～ 2 寸处。

【按摩方法】将手搓热后，用右手中间三指在该处旋转按摩 50 ～ 60 次。

【功效】能健肾固精，经常按摩此穴可改善肾精不足。

massage.14

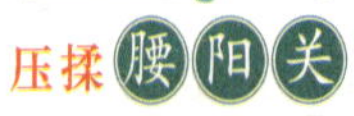

压揉腰阳关

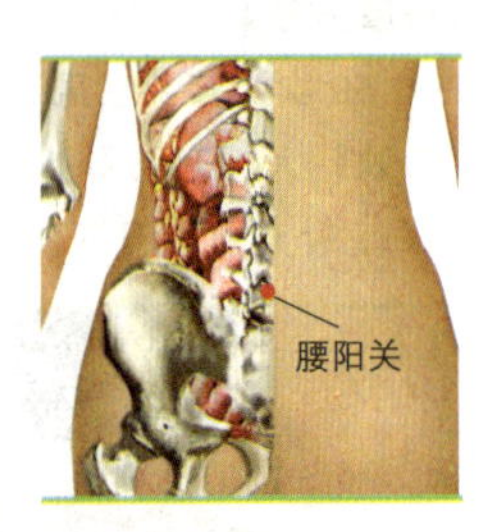

【位置】在腰部第四腰椎棘突下的凹陷中。

【按摩方法】左手或右手握拳，以食指掌指关节突起部置于腰阳关穴上，先顺时针方向压揉 9 次，再逆时针方向压揉 9 次，反复做 36 次。

【功效】督脉为阳经，本穴为阳气通过之关。每天按揉此穴，具有疏通阳气、强腰膝、益下元等作用。

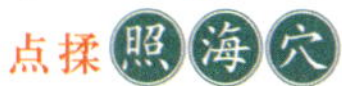

massage.15 点揉照海穴

【位置】踝关节内侧骨头突起的下缘凹陷中。

【按摩方法】按摩者用手握住被按摩者踝部，用拇指点压照海穴约1分钟，然后顺时针方向揉1分钟，逆时针方向揉1分钟，以局部有酸胀感为佳。

【功效】照海穴属足少阴肾经，是八脉要穴之一，经常按摩此穴可改善月经不调、痛经、赤白带下、阴挺、阴痒、疝气、小便频数等。

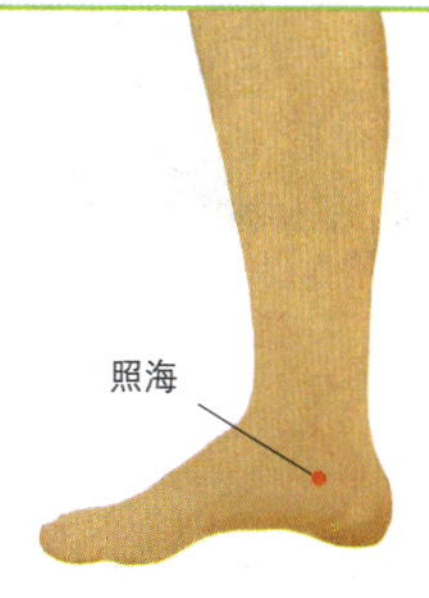

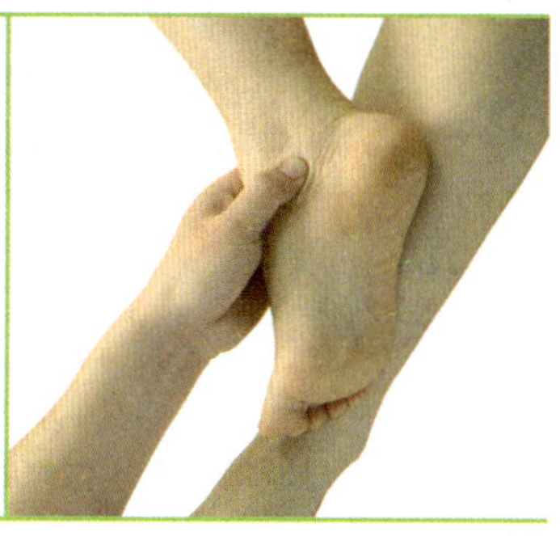

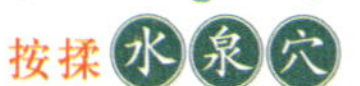

massage.16 按揉水泉穴

【位置】脚踝处太溪穴直下1寸。

【按摩方法】按摩者用拇指顺时针方向按揉水泉穴约2分钟，然后逆时针方向按揉约2分钟，以局部感到酸胀为佳。

【功效】水泉穴为肾经郄穴，肾经水液在此聚集形成水潭，能传递水液。按摩此穴可治月经不调、痛经、经闭、子宫脱垂、小便不利等妇科疾病。

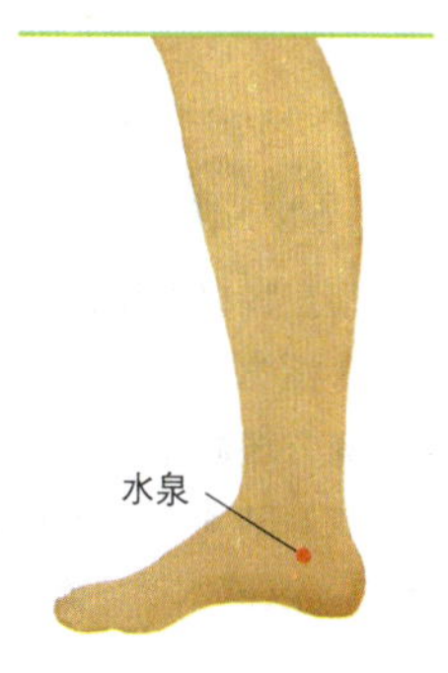

massage.17

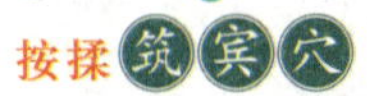

【位置】小腿内侧，内踝尖向上 7 横指宽处。

【按摩方法】按摩者用拇指顺时针方向按揉筑宾穴约 2 分钟，然后逆时针方向按揉约 2 分钟，以局部感到酸胀为佳。

【功效】筑宾是补肾的一个要穴，经常按摩可强腰健骨，提高性欲。

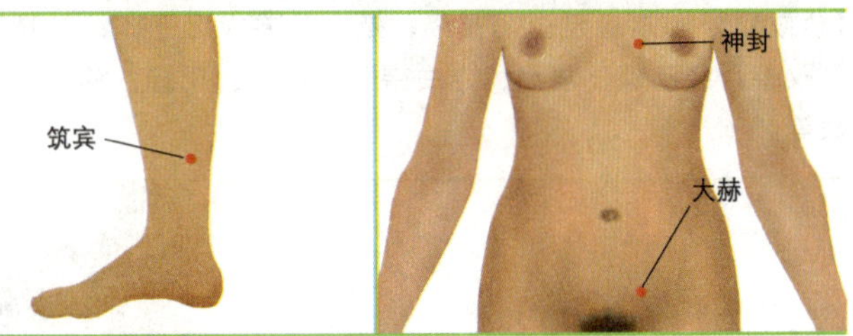

massage.18

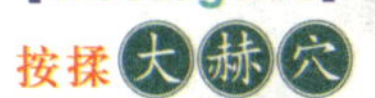

【位置】肚脐直下 4 寸，旁开 1 小指宽处。

【按摩方法】被按摩者仰卧，按摩者用拇指顺时针方向按揉大赫穴约 2 分钟，再逆时针按揉约 2 分钟，以感到酸胀为宜。

【功效】治疗男子性欲亢进、房事不节。

massage.19

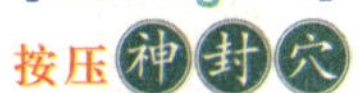

【位置】胸口两侧，介于胸口正中与乳头之间，距胸中行各 5 厘米处（约 3 指宽度）。

【按摩方法】以手指指面或指节向下按压神封穴，并做圈状按摩。

【功效】神封穴为肾经的一个穴位，具有降浊升清的作用，经常按摩此穴可改善水肿、腹胀、腹泻、腹痛、脊椎痛、尿路感染、自汗盗汗等症。

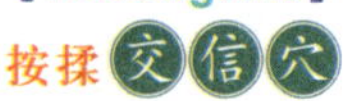

massage.20

按揉交信穴

【位置】正坐或仰卧位，在太溪穴上2寸，在复溜穴与胫骨内侧面后缘之间处取穴。

【按摩方法】按摩者用拇指顺时针方向按揉交信穴约2分钟，然后逆时针方向按揉约2分钟，以局部感到酸胀感为佳。

【功效】交信穴为肾经的一个要穴，具有益肾调经、调理二便的作用。经常按摩此穴可改善尿潴留、月经不调、性功能障碍等。

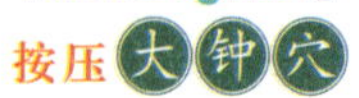

massage.21

按压大钟穴

【位置】太溪穴下0.5寸稍后，在足跟内缘处。

【按摩方法】用大拇指指腹按压在该穴上，每侧由上而下按摩20次。

【功效】大钟穴属肾经络穴，具有益肾壮阳、强腰壮骨的作用，可改善遗尿、萎靡不振等症。

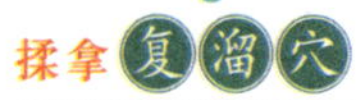

massage.22

揉拿复溜穴

【位置】太溪穴直上2寸，跟腱的前方。

【按摩方法】将手拇指肚按在复溜穴处，食指放于适当部位，对拿左右侧复溜穴各36次为一遍，交替揉拿至局部有温热感为宜。

【功效】复溜穴为肾经经穴，肾经的水湿之气在此再次吸热蒸发上行。按摩这个穴位能治疗水肿、无汗或多汗，对治疗腹胀腹泻效果最好。

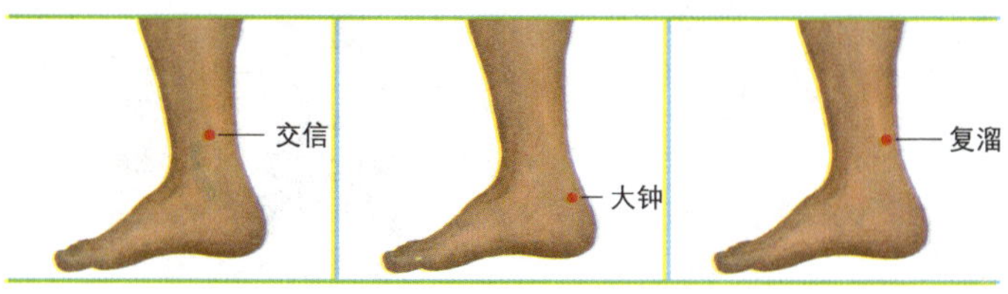

massage.23

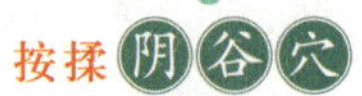

按揉阴谷穴

【位置】 位于腘窝内侧，屈膝时，在半腱肌肌腱与半膜肌肌腱之间。

【按摩方法】 取坐位或仰卧位，用食指或中指向下按压阴谷穴半分钟，然后顺时针方向按揉约 2 分钟，以局部有酸胀感为佳。

【功效】 阴谷穴是肾经的合穴，肾经的水湿之气在此汇合，能治泌尿生殖系统疾病，对女性月经不调、男性外阴瘙痒等疾病有特效。

massage.24

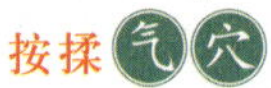

按揉气穴

【位置】 位于下腹部，当脐中下 3 寸，前正中线旁开 0.5 寸。

【按摩方法】 被按摩者仰卧，按摩者用拇指顺时针按揉气穴 2 分钟，然后逆时针按揉 2 分钟。

【功效】 气穴为肾经的一个要穴，具有补益冲任的作用。经常按摩该穴可改善月经不调、白带异常、小便不通、腰脊痛、阳痿等。

massage.25

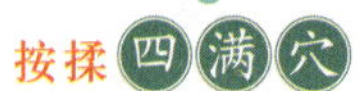

按揉四满穴

【位置】 在横骨上 3 寸，石门（任脉）旁开 0.5 寸。

【按摩方法】 被按摩者仰卧，按摩者用两手拇指按压四满穴 1 分钟，再顺时针方向按揉 1 分钟，然后逆时针方向按揉 1 分钟。

【功效】 四满穴为肾经上的一个要穴，可治疗月经不调、崩漏、带下、不孕、产后恶露不净、小腹痛、遗精、遗尿、疝气、便秘、水肿等症。

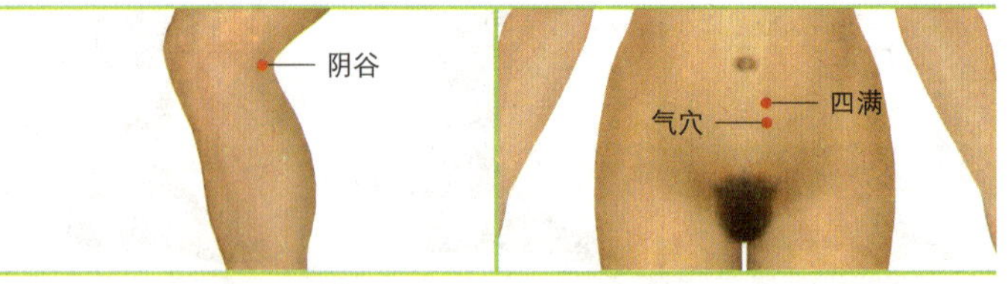

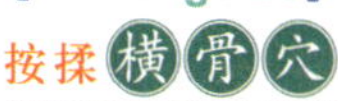

按揉横骨穴

【位置】位于人体的下腹部，当脐中下 5 寸，前正中线旁开 0.5 寸。

【按摩方法】取仰卧位，以拇指指端放在横骨穴，先顺时针方向按揉 2 分钟，按后再点按半分钟，以局部有酸胀感为度。

【功效】横骨穴为足少阴肾经的一个要穴，经常按摩此穴可改善阴部痛、少腹痛、遗精、阳痿、遗尿、小便不通、疝气等。

massage.27

按揉中注穴

【位置】在下腹部，当脐中下 1 寸，前正中线旁开 0.5 寸。

【按摩方法】被按摩者仰卧，按摩者用拇指按揉中注穴 3 分钟。

【功效】中注穴为肾经上的一个要穴，可治疗月经不调、腰腹疼痛、全身疲乏等症。

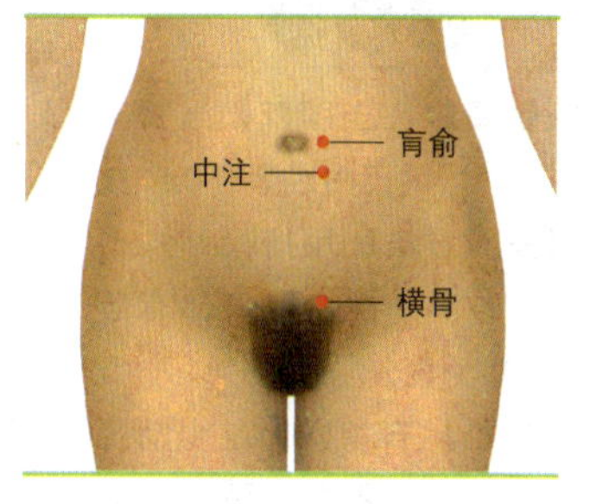

massage.28

掐揉肓俞穴

【位置】在腹中部，当脐中旁开 0.5 寸。

【按摩方法】被按摩者仰卧，手臂半屈，按摩者用对侧拇指指尖掐按肓俞穴 1 分钟，再顺时针方向揉按 2 分钟，以局部有酸胀感为度。

【功效】肓俞穴为肾经上的一个要穴，可治疗腹痛、腹胀、月经不调、腰脊痛等。

massage.29

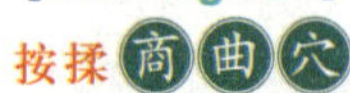

【位置】在上腹部，当脐中上 2 寸，前正中线旁开 0.5 寸。

【按摩方法】双掌交叠，放于商曲穴，顺时针方向按揉 2 分钟，揉至发热时疗效佳。

【功效】商曲穴为足少阴肾经的一个要穴，是足少阴与冲脉的交会穴，可治疗腹痛、腹胀、水肿等症。

massage.30

按揉石关穴

【位置】在上腹部，当脐中上3寸，前正中线旁开0.5寸。

【按摩方法】用拇指按揉石关穴 3 分钟，以局部有酸胀感为度。

【功效】石关穴为足少阴肾经的一个要穴，是足少阴与冲脉的交会穴，可治疗腹痛、产后腹痛、不孕不育、阳痿、遗精等症。

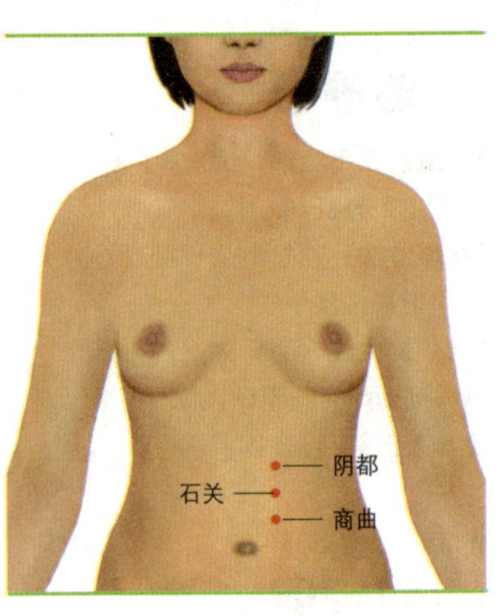

massage.31

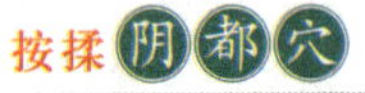

【位置】在上腹部，当脐中上 4 寸，前正中线旁开 0.5 寸。

【按摩方法】取仰卧位，以拇指指端放在阴都穴，先顺时针方向按揉 2 分钟，按后再点按半分钟，以局部有酸胀感为度。

【功效】阴都穴具有益气补肾的作用，经常按摩此穴可改善腹胀、腹痛、不孕不育、水肿、腰痛等症。

massage.32

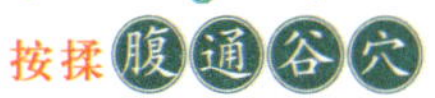

按揉腹通谷穴

【位置】在上腹部，当脐中上 5 寸，前正中线旁开 0.5 寸。

【按摩方法】双掌交叠，放于腹通谷穴，顺时针方向按揉 2 分钟，揉至发热时疗效佳。

【功效】腹通谷穴是足少阴肾经的一个要穴，经常按摩此穴可改善腹痛、腹胀、呕吐等症。

massage.33

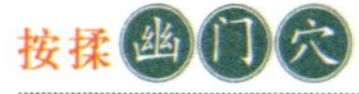

按揉幽门穴

【位置】在上腹部，当脐中上 5 寸，前正中线旁开 0.5 寸。

【按摩方法】取仰卧位或坐位，先用食指或中指顺时针方向按揉幽门穴 2 分钟，再点按半分钟，以局部有酸胀感为宜。

【功效】幽门穴是足少阴肾经的一个要穴，也是冲脉、足少阴肾经的会穴，经常按摩此穴可改善腹痛、腹胀、呕吐、泄泻等症。

massage.34

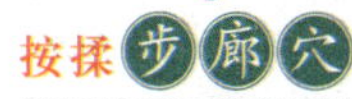

按揉步廊穴

【位置】在胸部，当第 5 肋间隙，前正中线旁开 2 寸。

【按摩方法】用中指或食指按于患侧步廊穴（拇指于髌骨外侧或膝眼），由轻渐重地按揉 2 分钟。

【功效】经常按摩此穴可改善疏通肾经内的气血，为肾脏提供能量，改善肾脏功能。

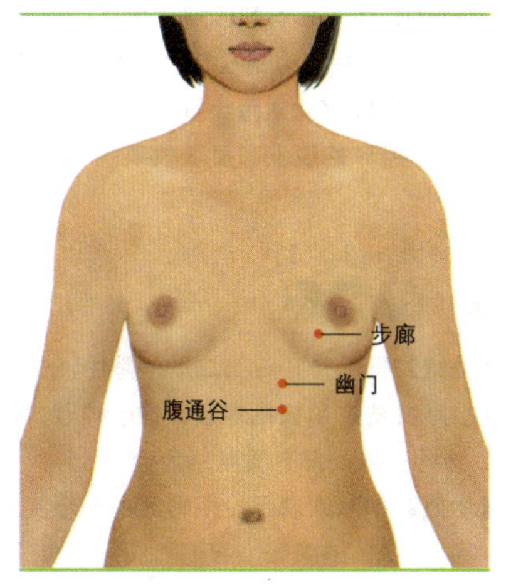

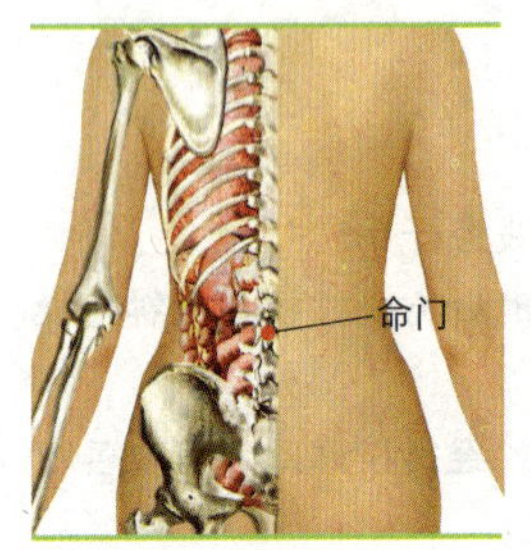

massage.35

按揉命门穴

【位置】腰部，第 2 腰椎棘突下缘的凹陷中。

【按摩方法】被按摩者俯卧，按摩者用大拇指顺时针方向按揉 2 分钟，然后逆时针方向按揉 2 分钟。

【功效】命门穴是人体补肾的要穴，是通往肾的门户。经常按摩可治疗腰酸腿软、下肢肿胀、全身疲劳、阳痿、滑精、早泄、性欲淡漠、月经不调、小腹冷痛等。

massage.36

按揉灵墟穴

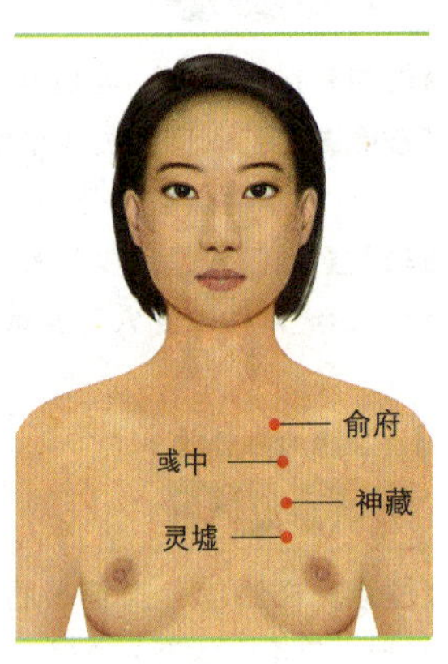

【位置】在胸部，当第 3 肋间隙，前正中线旁开 2 寸。

【按摩方法】以拇指指端放在灵墟穴，先顺时针方向按揉 2 分钟，按后再点按半分钟，以局部有酸胀感为度。

【功效】灵墟穴为足少阴肾经的一个要穴，经常按摩此穴可为肾脏供血，对改善肾虚所致的脱发有显著效果。

massage.37

按揉神藏穴

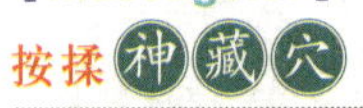

【位置】仰卧位，在第二肋间隙中，任脉旁开 2 寸处取穴。

【按摩方法】用拇指螺纹面按于神藏穴半分钟，然后顺时针方向按揉 2 分钟，以局部有酸胀感为佳。

【功效】神藏穴属足少阴肾经的一个要穴，经常按摩此穴可改善肾功能失常所致的腹胀、腹泻、腹痛、自汗盗汗等症。

massage.38

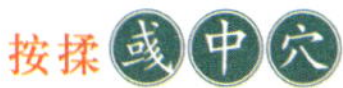

【位置】第一肋间隙，任脉左右旁开 2 寸处。

【按摩方法】用拇指点压彧中穴约 1 分钟，然后顺时针方向按揉 1 分钟，逆时针方向按揉 1 分钟，以局部有酸胀感为佳。

【功效】彧中穴是足少阴肾经的一个要穴，具有生气壮阳的作用，经常按摩此穴可疏通肾经内的气血运行。

massage.39

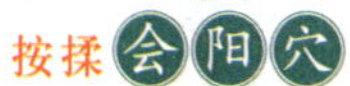

【位置】在尾骨端旁开 1 小指宽处。

【按摩方法】被按摩者俯卧，双腿分开，按摩者用拇指轻轻点按会阳穴约 2 分钟，以局部有酸胀感为宜。

【功效】治疗遗尿、小便不利、遗精、性欲淡漠、早泄、痔疮等。

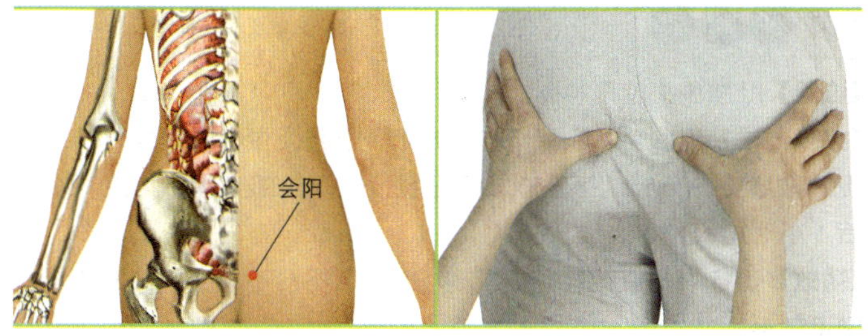

massage.40

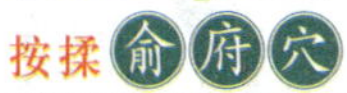

【位置】在胸部，当锁骨下缘，前正中线旁开 2 寸。

【按摩方法】按摩者用拇指顺时针方向按揉俞府穴约 2 分钟，然后逆时针方向按揉约 2 分钟，以局部感到酸胀为佳。

【功效】肾经止于俞府穴，经常按揉此穴能调动肾经的气血。

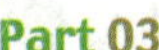

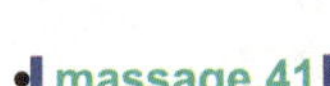

massage.41

按揉中脘穴

【位置】胸骨下端和肚脐连接线中点处。

【按摩方法】取坐位或仰卧位，用食指或中指向下按压中脘穴半分钟，然后做顺时针方向按揉约 2 分钟，以局部有酸胀感为佳。

【功效】此穴为胃之募穴，善于培补中气。经常按摩此穴不仅能为肾脏提供能量，还能改善肾脏出现的功能障碍。

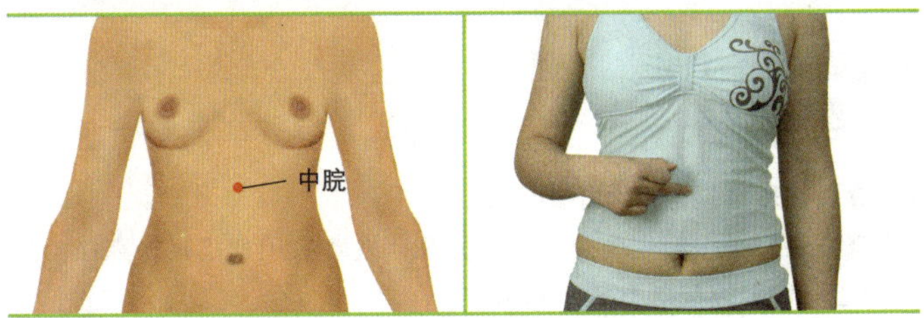

massage.42

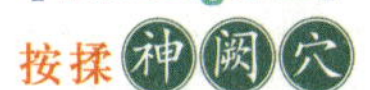

按揉神阙穴

【位置】肚脐中央就是神阙穴。

【按摩方法】以右手掌心置于神阙穴上，以脐为中心，做顺时针方向旋转按摩 2~3 分钟，手法宜轻柔而缓慢，以腹部有热感为度，在饭后 1 小时施行按摩为佳。

【功效】治疗慢性疲劳、肾虚早衰、痛经、不孕不育、四肢发凉、小便不禁等。

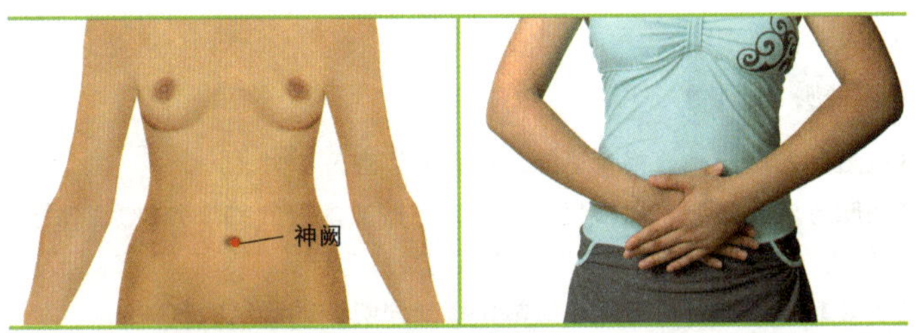

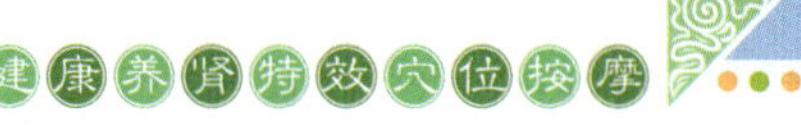

massage.43

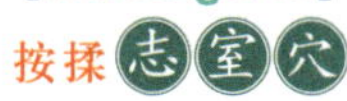

按揉志室穴

【位置】腰部，第 2 腰椎棘突下旁开 4 指宽处，左右各一穴。

【按摩方法】被按摩者俯卧，按摩者用两手拇指重叠按压志室穴 1 分钟，再顺时针方向按揉 1 分钟，然后逆时针方向按揉 1 分钟，以局部感到酸胀为佳，左右两边交替按摩。

【功效】治疗不孕不育症、腰背酸痛、腰背部冷痛、腰肌劳损、遗精、阳痿、小便不利、水肿等。

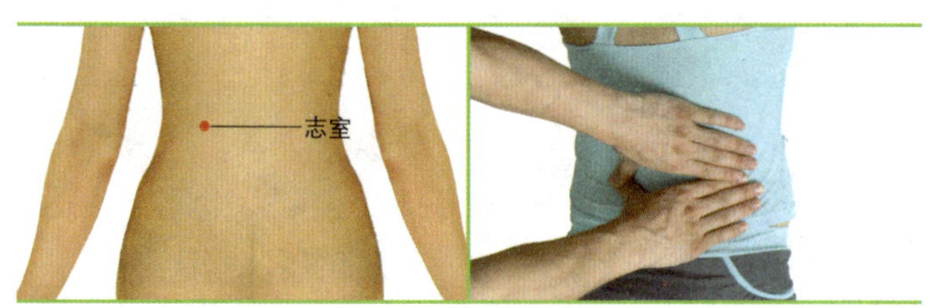

massage.44

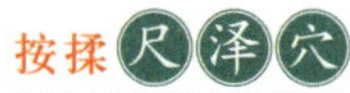

按揉尺泽穴

【位置】微屈曲肘关节，在肘横纹上，肱二头肌外侧缘凹陷处。

【按摩方法】取坐位，手臂半屈，用对侧拇指指尖掐按尺泽穴 1 分钟，再顺时针方向按揉 2 分钟，以局部有酸胀感为度。

【功效】由于尺泽是合穴，“合穴属水，内应于肾”，且尺泽在肺经上，肺经属金，金能生水，因此，可以通过把肺经多余的能量补到肾上去，这就是所谓的“泻肺补肾法”。

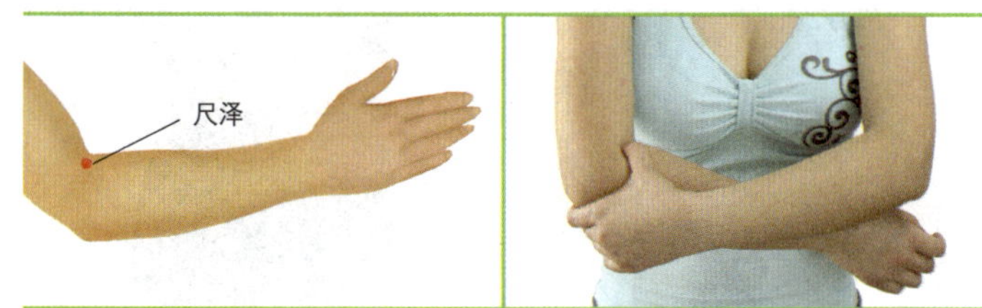

massage.45

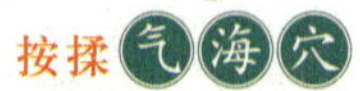

按揉气海穴

【位置】肚脐直下约 2 横指宽处。

【按摩方法】双掌交叠，放于气海穴，顺时针方向按揉 2 分钟，揉至发热时疗效佳。

【功效】具有益气助阳、调经固经的作用，可以用来治疗男子遗尿、阳痿、遗精、滑精，女子月经不调、痛经、闭经、崩漏、带下，及神经衰弱等。

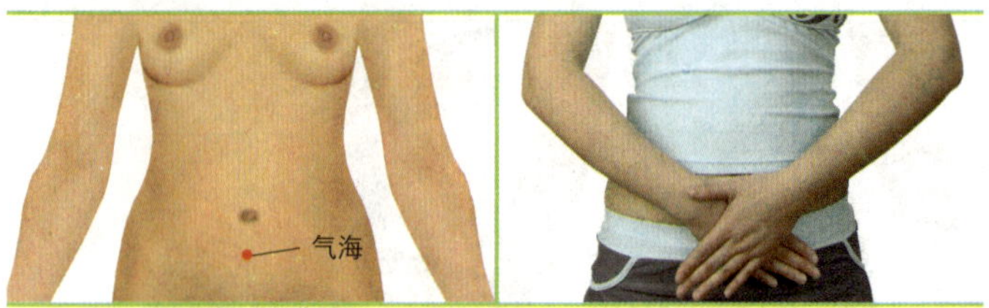

massage.46

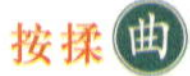

按揉曲骨穴

【位置】在下腹部，当前正中线上，耻骨联合上缘的中点处。

【按摩方法】取仰卧位或坐位，右掌根放于曲骨穴，左掌根放于右手背上，顺时针方向按揉 2 分钟，以酸胀为度。

【功效】曲骨穴具有调经止带、通利水道、补肾壮阳的作用。经常按摩可改善肾气不足所致的尿频、尿闭、遗尿，肾阳不足所致的阳痿、早泄、性冷淡、不孕不育，肾经湿热下注所致的小便短赤不利，甚或血尿等。

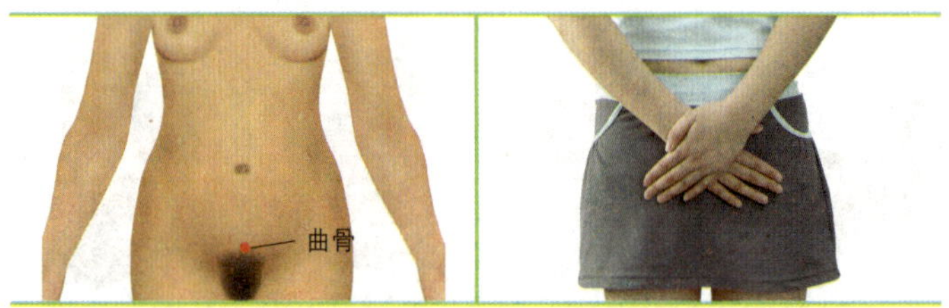

massage.47

按揉气冲穴

【位置】大腿根部，腹股沟能摸到动脉波动处。

【按摩方法】被按摩者仰卧，按摩者用两手大拇指顺时针方向按揉气冲穴约 2 分钟，然后逆时针方向按揉约 2 分钟，以局部有酸胀感为佳。

【功效】可通经活络、补肾壮阳，经常按能改善膀胱炎、疝气、不孕不育、月经不调、带下病、尿不尽、尿频、尿急、遗尿、遗精等症。

massage.48

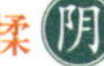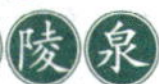

按揉阴陵泉

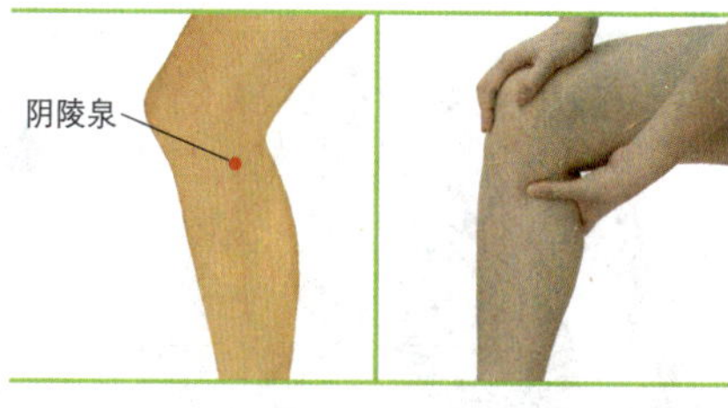

【位置】膝盖内下侧，胫骨内侧突起的下缘凹陷中。

【按摩方法】坐位，以拇指指端放在阴陵泉穴，先顺时针方向按揉 2 分钟，按后再点按半分钟，以局部有酸胀感为度。

【功效】治疗盆腔炎、附件炎、眼面或全身水肿、小便不利或失禁、月经不调和白带异常增多等。

massage.49

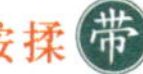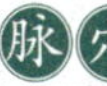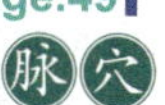

按揉带脉穴

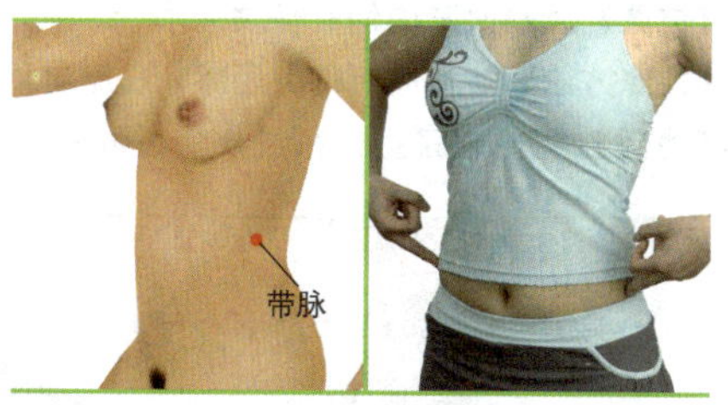

【位置】在第 11 肋骨游离端直下，与肚脐水平处。

【按摩方法】取仰卧位或坐位，两手中指分别按于两侧带脉穴处，顺时针方向按揉 2 分钟，以酸胀为度。

【功效】治疗月经不调、白带过多、白带气味腐臭、疝气、腰背无力、胸胁疼痛等。

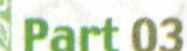

massage.50

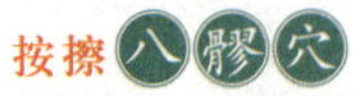

按擦八髎穴

【位置】在骶椎上，分为上髎、次髎、中髎和下髎，左右共 8 个穴位，分别在第 1、2、3、4 骶后孔中，合称“八髎穴”。

【按摩方法】取坐位，用掌揉法或擦法自上而下揉擦至尾骨两旁约 2 分钟，局部按压有酸胀感为度。

【功效】治疗小便不利、月经不调、阴部瘙痒、盆腔炎、腰骶部疼痛、腰肌劳损、早泄等。

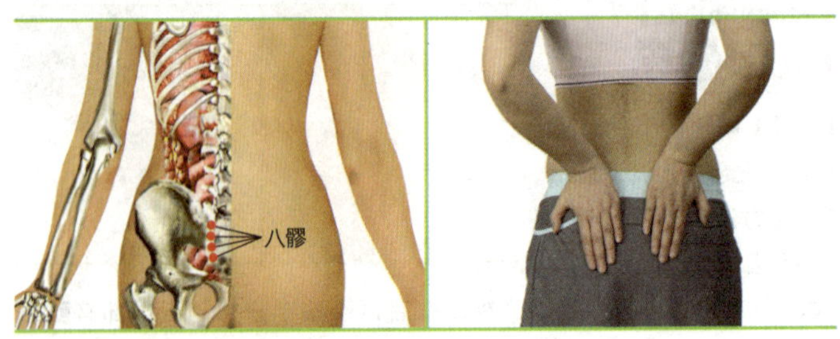

massage.51

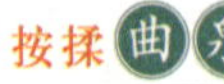
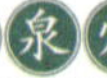
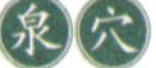

按揉曲泉穴

【位置】屈膝时膝内侧的横纹端。

【按摩方法】被按摩者仰卧屈膝，按摩者用拇指按揉曲泉穴 3 分钟。

【功效】主治泌尿生殖系统疾病，如阳痿、遗精、慢性前列腺炎等。

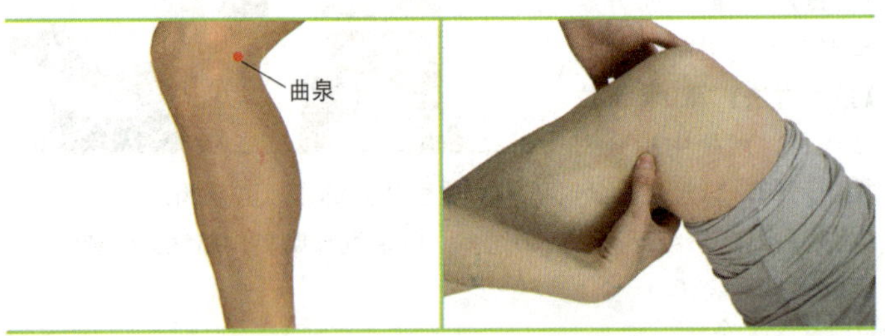

massage.52

按揉蠡沟穴

【位置】小腿内侧中下 1/3 交界处，胫骨内侧面的中央。

【按摩方法】被按摩者仰卧，小腿稍微往外撇开，按摩者用中指顺时针按揉蠡沟穴约 2 分钟，然后逆时针方向按揉约 2 分钟，局部有酸胀感为佳，左右腿交替进行。

【功效】治疗阳强不能松软、睾丸肿痛、性冷淡、性交疼痛、小便不利、小腹痛、疝气等。

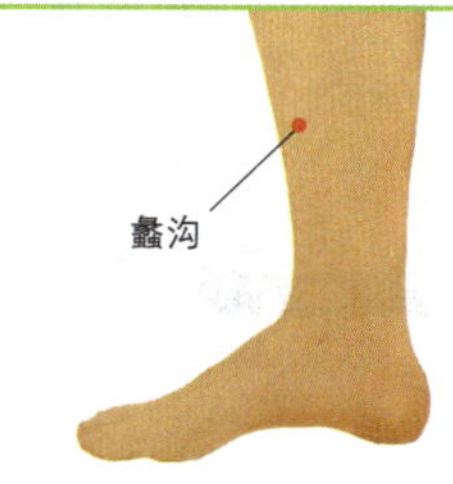

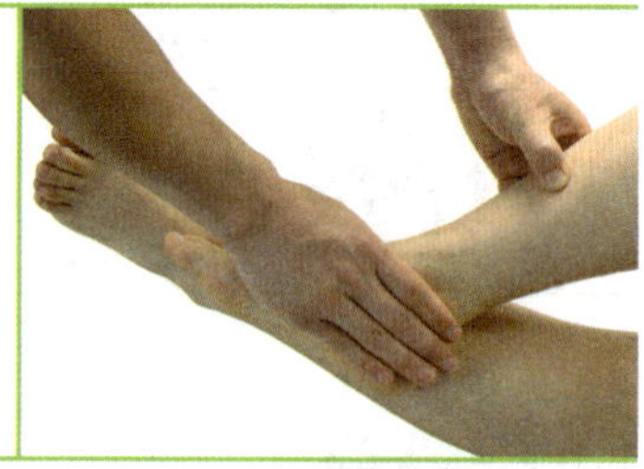

massage.53

按揉太冲穴

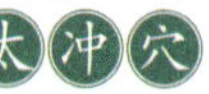

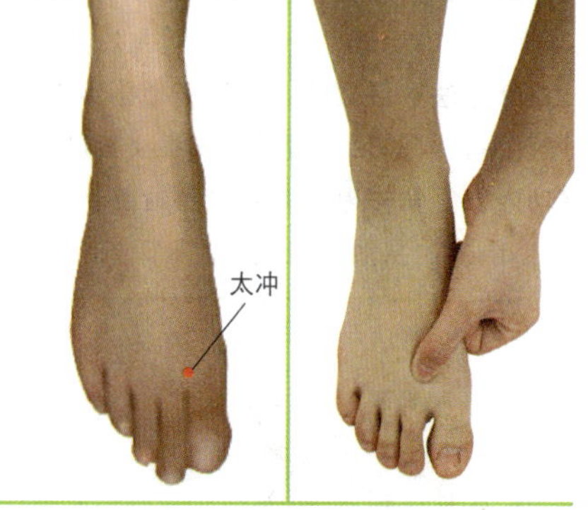

【位置】脚背面，第 1、2 脚趾根部结合处后方的凹陷处。

【按摩方法】取坐位，用大拇指或食指点按太冲穴半分钟，再顺时针方向按揉 2 分钟，以局部感到酸胀为佳。

【功效】治疗遗精、早泄、阳强、性欲亢进或减弱、月经不调、痛经、闭经等。

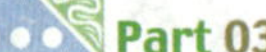

massage.54

按揉三焦俞

【位置】 腰部，第 1 腰椎棘突下旁开 2 横指宽处，左右各一穴。

【按摩方法】 被按摩者俯卧，按摩者用两手大拇指顺时针方向按揉三焦俞约 2 分钟，然后逆时针方向按揉约 2 分钟，以局部有酸胀感为佳。

【功效】 治疗全身水肿、尿频、尿急、尿潴留、腰痛等。

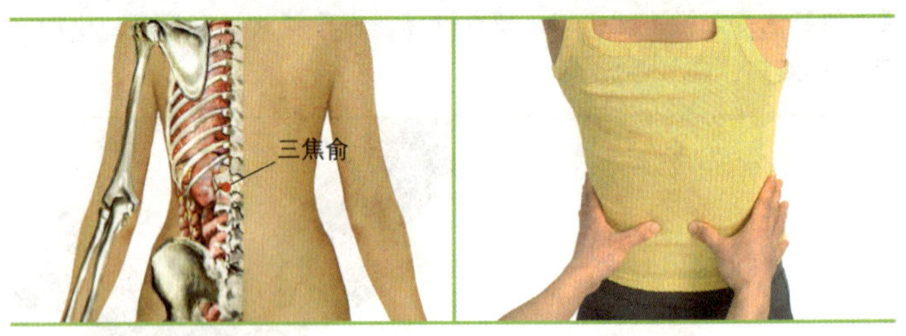

massage.55

按揉腰痛点

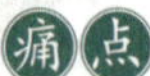

【位置】 在手背侧，当第 2、3 掌骨及第 4、5 掌骨之间，当腕横纹与掌指关节中点处，一侧 2 穴，左右共 4 穴。

【按摩方法】 取立位，一手拇指指尖点按腰痛点 2 ~ 3 分钟，出现酸胀感后，同时活动腰部，双手交替进行。

【功效】 经常按摩此穴可改善肾脏功能，治疗各种腰痛、水肿、肾结石、阳痿、早泄、遗精等。

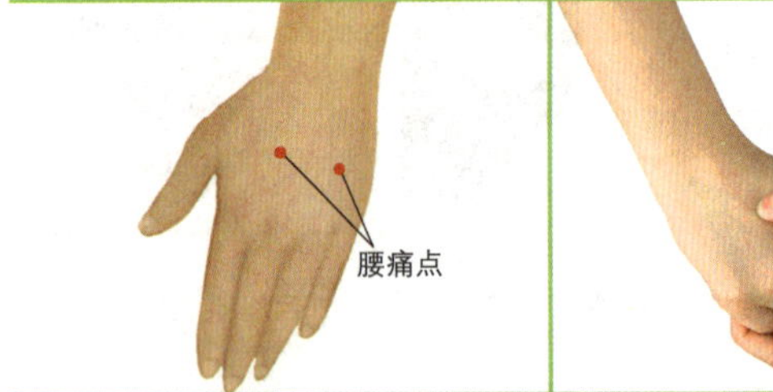

massage.56

按揉夹脊穴

【位置】在背部第 1 胸椎至第 5 腰椎两侧，正中线旁开 05 寸，一侧 17 穴。

【按摩方法】被按摩者俯卧，分别用拇指同时按揉夹脊穴各约 30 秒。

【功效】治疗内脏和背部的各种疼痛或功能不良、全身疲劳、腰肌劳损、腰背部僵硬等。

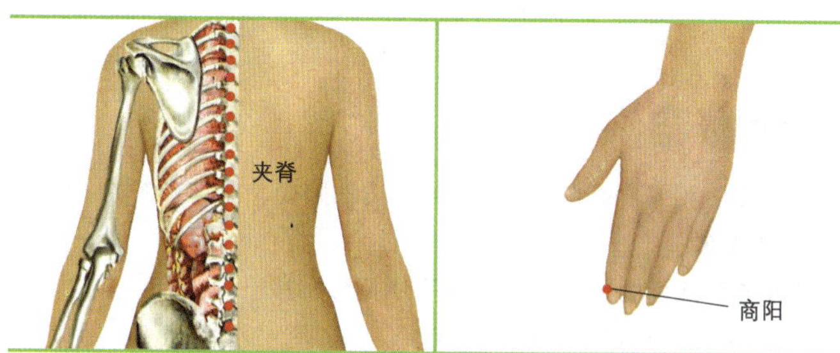

massage.57

掐按穴

【位置】位于食指尖端桡侧指甲旁。

【按摩方法】用拇指指甲掐按商阳穴约 20 秒，然后松开 3 秒，反复操作 10 次即可。

【功效】刺激商阳穴道具有明显的强精壮阳之效，可以延缓性衰老。

massage.58

按揉玉门穴

【位置】在大阴唇后联合与肛门连线的中点。

【按摩方法】以中指指端按于妇女玉门穴上轻轻揉动 10 ~ 20 次。

【功效】玉门穴具有增进性欲的作用，可用于治疗女性性冷淡症。

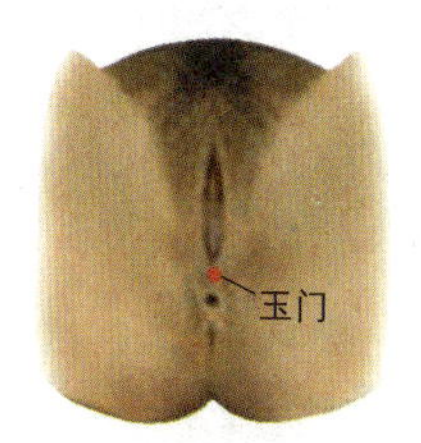

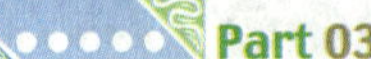

massage.59

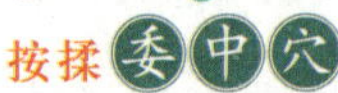

按揉委中穴

【位置】腿部横纹中央。

【按摩方法】取坐位，用中指或食指按于患侧委中穴（拇指于髌骨外侧或膝眼），由轻渐重地按揉2分钟。

【功效】治疗腰背部疼痛、腰酸腿痛、下肢肿胀、缓解全身疲劳等。

massage.60

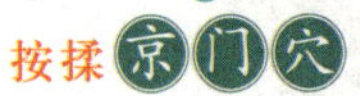

按揉京门穴

【位置】在侧腰部，第十二肋游离端下方凹陷处，前距章门约1.8寸，后略平志室穴。

【按摩方法】取仰卧位或坐位，两手中指分别按于两侧京门穴处，顺时针方向按揉2分钟，以酸胀感为度。

【功效】京门穴是肾的募穴，经常按摩此穴可改善肾虚、肾气不足、腰酸腰痛等症。

massage.61

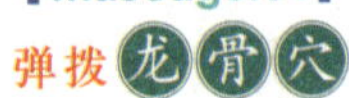

弹拨龙骨穴

【位置】位于曲骨与阴茎根部之间。

【按摩方法】用手拇指指尖轻轻弹拨龙骨穴1～2分钟。

【功效】龙骨穴具有益气壮阳，通利小便的作用。

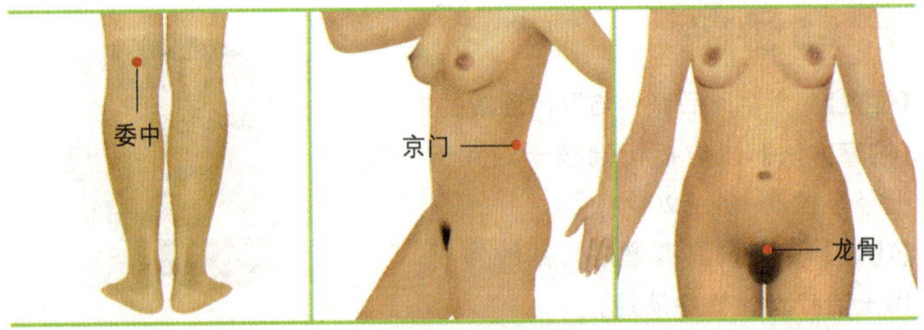

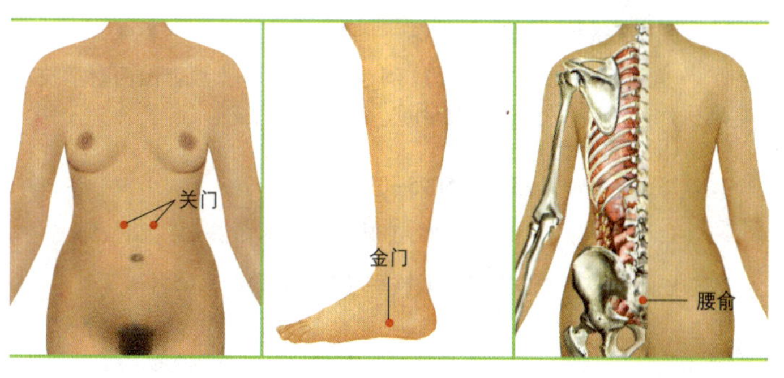

massage.62

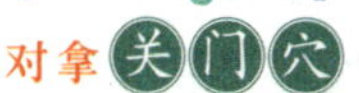
对拿关门穴

【位置】位于人体的上腹部，当脐中上 3 寸，距前正中线 2 寸。

【按摩方法】用手拇指对拿两侧关门穴 3 ～ 5 次。

【功效】关门穴具有补肾壮阳，增进性欲的作用。

massage.63

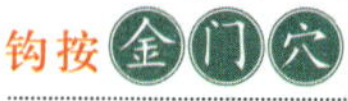
钩按金门穴

【位置】在足外侧部，当外踝前缘直下，骰骨下缘处。

【按摩方法】弯曲一手中指，以中指指端钩按金门奇穴 3 ～ 5 次。

【功效】金门穴具有沟通任督二脉，兴奋壮阳，调和冲任，通利小便的作用。

massage.64

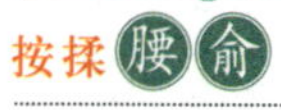
按揉腰俞

【位置】第三腰椎与第四腰椎棘突之间，左右各旁开 3.5 寸凹陷中。

【按摩方法】被按摩者俯卧，按摩者用两手大拇指顺时针方向按揉腰俞约 2 分钟，然后逆时针方向按揉约 2 分钟，以局部有酸胀感为佳。

【功效】经常按摩此穴可改善前列腺疾病、妇科病。

图书在版编目(CIP)数据

养肾就是养命（精华版）/李宝珍编著.—太原：山西科学技术出版社，2015.5（2025.2重印）

(国医养生堂)

ISBN 978-7-5377-5095-0

Ⅰ.①养… Ⅱ.①李… Ⅲ.①补肾－基本知识 Ⅳ.①R256.5

中国版本图书馆CIP数据核字（2015）第071165号

国医养生堂 养肾就是养命（精华版）

出 版 人：阎文凯　　文图编辑：冷寒风
编　　著：李宝珍　　装帧设计：阮剑锋
责任编辑：郝志岗　　美术编辑：王道琴

出版发行：山西出版传媒集团·山西科学技术出版社
地址：太原市建设南路21号　邮编：030012
编辑部电话：0351－4922072
发行电话：0351－4922121
经　　销：各地新华书店
印　　刷：文畅阁印刷有限公司

开　　本：889毫米×1194毫米　1/32
印　　张：3
字　　数：80千字
版　　次：2015年5月第1版
印　　次：2025年2月第2次印刷
书　　号：ISBN 978-7-5377-5095-0
定　　价：12.00元